Narayan Chöyin Dorje

Das Yoga-Neti Handbuch

Lebensenergie durch freies Atmen
Das traditionelle System
der Nasenspülung

WINDPFERD

Wichtiger Hinweis: Die in diesem Buch vorgestellten Informationen sind sorgfältig recherchiert und wurden nach bestem Wissen und Gewissen weitergegeben. Dennoch übernehmen Autor und Verlag keinerlei Haftung für Schäden irgendeiner Art, die direkt oder indirekt aus der Anwendung oder Verwendung der Angaben in diesem Buch entstehen. Die Informationen in diesem Buch sind für Interessierte und zur Weiterbildung gedacht und sollten keinesfalls ärztlichen Rat und Hilfe ersetzen.

1. Auflage 2004

Umschlaggestaltung: Marx Grafik & ArtWork
Zeichnungen: Peter Ehrhardt
Lektorat: Sylvia Luetjohann
Gesamtherstellung: Schneelöwe, Aitrang
ISBN 3-89385-451-7
www.windpferd.de

Printed in Germany

„Ist der Yogi in der Ausübung der Asanas sicher und gefestigt und beherrscht er seine Sinne, so sollte er nach Anweisungen … mit Pranayama beginnen und darauf achten, einfache und nahrhafte Kost zu sich zu nehmen. Ist der Atem ungleichmäßig, so schweift das Denken ab. Ist der Atem stetig, so auch das Denken. Um Stetigkeit zu erlangen, muss der Yogi seinen Atem lenken. Solange der Atem im Körper wohnt, ist Leben da. Schwindet der Atem, so schwindet das Leben. Daher lenke deinen Atem."

HATHA YOGA PRADIPIKA

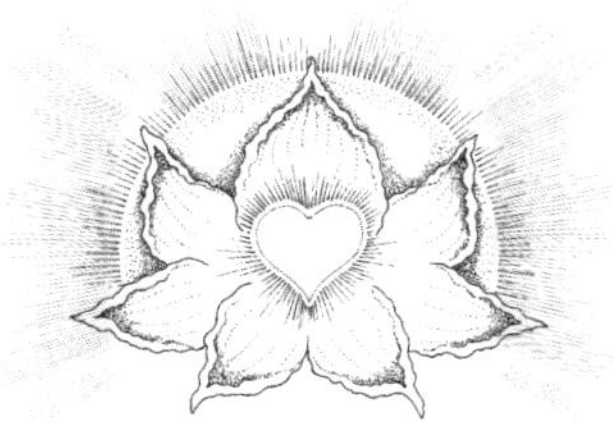

Inhaltsverzeichnis

Vorwort

Dies ist ein praktischer Leitfaden zur Nasenspülung mit warmem Salzwasser (*Jala Neti),* wie sie seit alters her im Yoga gelehrt wird. *Jala Neti* (sprich: *Dschalla Nehti)* erfreut sich heute als Form der Körperhygiene und Gesundheitsvorsorge wachsender Popularität. Deswegen sind in diesem kleinen Band alle notwendigen Informationen zu seiner Praxis zusammengetragen. Das Ziel dabei war, das Vorgehen so überschaubar wie möglich zu machen, denn im traditionellen Yoga wurde diese Praxis grundsätzlich nicht aus einem Buch erlernt, sondern vom Lehrer dem Schüler gezeigt und dabei eingehend erläutert. Ergänzend sind zu diesem Zweck eine Reihe ausgewählter Informationen zum Hintergrund und zur Wirkung beigefügt, zusammen mit übersichtlichen Erklärungen etwa zu den Zusammenhängen mit der feinstofflichen Physiologie der spirituellen indischen Traditionen. In Kästen über den ganzen Text verstreut geben einige Übungen die Gelegenheit zum Experimentieren, damit selbst der Anfänger die Energie von Atem und feinstofflichem Körper direkt an sich erleben kann.

Der Praxis der *Jala Neti* Nasenspülung und dem Gebrauch des *Neti*-Kännchens gebührt hier die größte Aufmerksamkeit. Die der Praxis gewidmeten Informationen und Tipps sind in übersichtlicher Darstellung zusammengefasst. Die Hintergrundinformationen lassen sich dann bei Bedarf einsehen, und die Betrachtungen zu Lebensperspektive und Spiritualität kann jeder zur Grundlage eigener Überlegungen und Meditationen nehmen, wann immer das Bedürfnis sich meldet.

Viel Spaß beim Lesen und viel Spaß bei der *Neti*-Praxis.

Narayan Chöyin Dorje

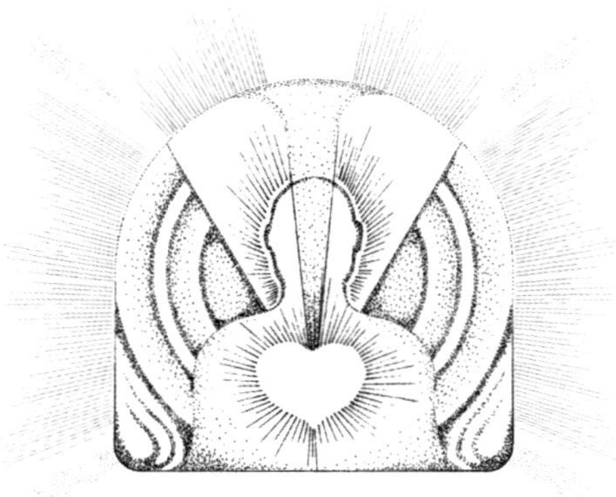

Einleitung

Solange der Atem im Körper wohnt, ist Leben da.
Schwindet der Atem, so schwindet das Leben.
Daher pflege deinen Atem.

HATHA YOGA PRADIPIKA

Eine der vielen Herausforderungen in unserem Leben besteht darin, schädliche Einflüsse aufzulösen und sich positiver Kräfte zu bedienen. Am meisten ist uns damit geholfen, wenn wir etwas finden, was beides zugleich leistet: durch Beseitigung des Schädlichen das zu fördern, was uns nützlich ist. In der Körper- und Geisteshygiene von Yoga und Ayurveda gibt es zu diesem Zweck viele Techniken, die genau dies bewirken, zum Beispiel für den Fall der allgemeinen Erschöpfung oder der Empfindlichkeit für zwar leichte, aber trotzdem lästige Beschwerden.

Wir kennen diese Momente nur zu gut, wenn wir uns schlapp und lustlos fühlen – was wir aber geflissentlich vor uns selbst und anderen verbergen. Wir können Unlust und Erschöpfung nicht an uns leiden und verdrängen sie deshalb. Trotzdem, oder vielleicht gerade deswegen, sind wir wahrscheinlich häufiger erschöpft als uns lieb ist. Wir empfinden das als Niederlage, vor allem weil man heutzutage ja gar nicht mehr erschöpft sein darf, denn schlecht drauf sein, das ist „mega-out".

Für die Erschöpfung selbst wie auch für die durch die Erschöpfung bedingten Symptome kann es viele Gründe geben. Vielleicht schleppen wir einen kleinen chronischen Infektionsherd in unserem Körper mit uns herum oder sind oft erkältet. Oder wir haben Heuschnupfen oder andere Allergien. Grund für alle diese Symptome könnte aber auch sein, dass unsere Nase chronisch verstopft ist und wir nicht länger frei und gleichmäßig durch beide Nasenöffnungen atmen können. Uns geht infolgedessen im wahrsten Sinne des Wortes die Luft aus, und wir merken es noch nicht einmal, weil wir durch den Mund weiteratmen, womit wir unseren Zustand schlimmer machen als er ist.

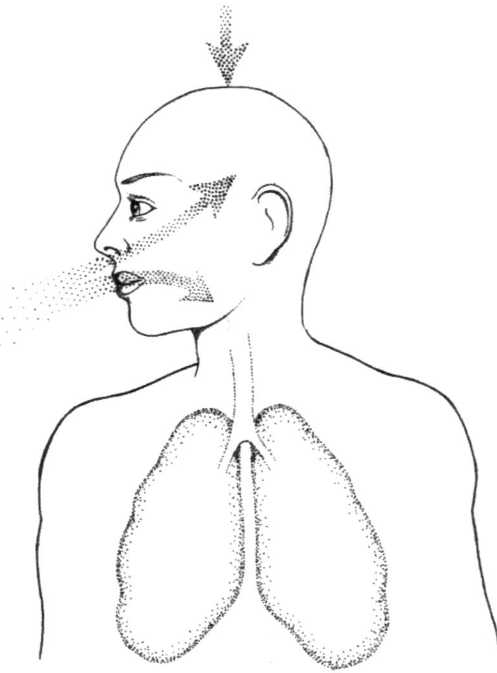

Prana ist die Lebensenergie, die Körper und Geist aktiviert

Prana ist für die höheren zerebralen Funktionen verantwortlich und für die motorischen und sensorischen Tätigkeiten. Das *Prana,* das sich im Kopf befindet, ist das Lebens-*Prana,* während dasjenige, das sich in der kosmischen Luft befindet, das „nährende" *Prana* darstellt. Durch die Atmung gibt es einen andauernden Austausch zwischen dem Lebens-*Prana* und dem „nährenden" *Prana.* Bei der Einatmung tritt das „nährende" *Prana* in den Organismus und nährt das Lebens-*Prana.* Bei der Ausatmung werden subtile Ausscheidungsprodukte abgeatmet.

Das zentrale Thema dieses Buches ist eine der oben angesprochenen Techniken des Yoga und Ayurveda, die Gutes bewirken, indem sie Schädliches auflösen. Dieses Thema ist die Reinhaltung der Nase und die Harmonisierung des Atems durch *Jala Neti*, die Nasenspülung, die schon seit alters her in Indien praktiziert wird. Dort war und bleibt sie ein integraler Aspekt der Yogapraxis. Nicht nur im Yoga, ja für alle Menschen ist eine freie Nase sehr wichtig, denn durch sie atmen wir.

Atem aber ist Prana. Atem ist Lebenskraft und Lebensenergie. Der Atem steuert alle Lebensprozesse, vor allem die der Motorik (auch der inneren Motorik des Blutkreislaufs und der Organe). Außerdem steuert er die sinnliche und geistige Wahrnehmung.

Das heißt, wenn wir nicht frei und gleichmäßig atmen können, nehmen wir auch nicht wahr, was in uns und um uns herum eigentlich vorgeht. Die logische Folge ist, dass wir nicht frei und unbeschwert leben können, weil wir je nachdem eine bestimmte Situation entweder nicht überschauen oder versäumen, einen Menschen in seiner Gesamtheit zu sehen. Fehleinschätzungen führen unvermeidlich zu Fehlentscheidungen, deren Folgen wir dann zu spüren bekommen, was uns noch mehr verunsichert. Je unsicherer wir werden, desto weniger spontan können wir handeln. Und alles nur, weil wir nicht gelernt haben, richtig zu atmen und infolgedessen unseren Atem und unsere Umwelt bewusst wahrzunehmen! Die Schilderung dieses Kreislaufs mag sich vielleicht ein wenig überspitzt anhören, aber zahlreiche wissenschaftliche Untersuchungen wie auch die Erfahrungsberichte von Yoga-Übenden haben die Wechselwirkung von Atemqualität und Lebensqualität immer wieder aufgezeigt. Je qualitativ höher, regelmäßiger und voll im Körper verankert der Atem fließt, einer desto höheren Lebensqualität dürfen wir uns erfreuen.

Deswegen geht es bei *Jala Neti* nicht bloß um verschiedene mögliche Spielarten der Nasenspülung, von der einfachen bis zur komplexen Variante. Es geht um unser Lebensgefühl, um unser Wohl und unsere Zufriedenheit. Es geht darum, dass wir uns mit uns selbst im Einklang fühlen können und unabhängig vom Auf und Ab des Alltags überwiegend glücklich sind – selbst wenn es nicht so gut läuft und uns ein Tag oder vielleicht eine ganze Woche sprichwörtlich mit unangenehmen Herausforderungen „verregnet“.

Damit wir wieder frei atmen können, werden im Folgenden also einige sehr einfache Techniken aus dem Yoga und Ayurveda vorgestellt. Für sich allein werden diese Techniken uns zwar nicht glücklich machen, denn das kann keine Technik leisten. Wir sind unumstößlich immer selbst die Quelle unseres Glücks – oder Unglücks. Wie das Sprichwort sagt: „Jeder ist seines eigenen Glückes Schmied.“

Mit den Mustern unseres Lebens verhält es sich ebenso. Wir können sie formen wie der Schmied sein Eisen. Wenn wir die Muster im Feuer unserer Bewusstheit erhitzen, mit dem Blasebalg unseres Atems angefacht, dann sind wir auch befähigt, unser Verhalten und unsere Wahrnehmungen und Reaktionen zu gestalten – zwar nicht ganz absolut nach unserem Belieben, aber weitgehend genug, dass wir uns frei fühlen dürfen.

Weil am Atem so sehr viel hängt, enthält das Buch darüber hinaus viele zusätzliche Informationen, mehr als man für die Anleitungen zur Nasenspülung des *Jala Neti* braucht. Da *Jala Neti* jedoch einen so guten, weil wirkungsvollen Einstieg in die aktive Gesundheitspflege darstellt, will ich es in allen seinen Aspekten darstellen und andere dadurch inspirieren. Ich möchte die Praxis so schildern, wie ich sie selbst ausführe, damit sie zu neuen Erfahrungen und einer neuen Lebenssicht führen kann.

Zu diesem Zweck gibt es neben den ausführlichen Übungsanweisungen auch viele Hinweise auf ihre möglichen Wirkungen. Einfache Zusatztechniken werden vorgestellt und erklärt, mit denen Sie je nach Interessen- und Bedürfnislage experimentieren können. Vielleicht tun Ihnen diese Experimente ja gut, und Ihnen wird tatsächlich geholfen, zum Beispiel indem Sie sich endlich nicht mehr so häufig erkälten. Oder wenn Sie noch zum aussterbenden Stamm der Raucher gehören – indem Sie vom Rauchen lassen können.

Wenn Sie wieder frei atmen können, brauchen Sie auch für das Rauchen keinen Ersatz, der vielleicht gesünder sein, Sie aber im Grunde ebenso wenig befriedigen wird. Ersatzhandlungen machen niemanden wirklich glücklich. Glücklich sind wir nur, wenn wir das Glück unseres Lebens wahrnehmen – und dies geschieht, indem wir langsam und allmählich unsere natürlichen Bedürfnisse entdecken und verwirklichen.

Wir können die Möglichkeiten und tieferen Intentionen der kleinen Technik des *Jala Neti* nur aus der eigenen Praxis und Erfahrung begreifen. „Alle Erklärungen, Lehren und weisen Einsichten sind nur der Finger, der zum Mond zeigt – nicht der Mond selbst", sagt ein buddhistischer Zen-Meister. Der Mond ist das Leben, unser Leben, das sich uns darbietet, damit wir es bewusst und souverän anpacken. Handlungsfähigkeit, das ist wie das Salz im *Neti*-Kännchen, das aktive männliche Element. Es steht stellvertretend für die eine Seite, die zu wahrem Lebensglück gehört. Das Wasser ist Sinnbild dafür, dass wir uns selbst vergessen und mit viel Lust und Liebe dem Fluss des Lebens hingeben – und damit auch die empfangende weibliche Seite voll und ganz genießen.

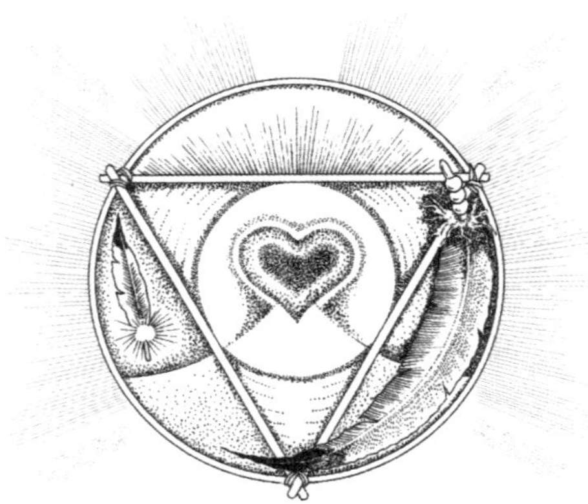

KAPITEL 1

Der Atem des Lebens

Wenn der Atem unstet ist, ist alles unstet. Atme deswegen bewusst. Atme langsam ein und langsam aus. Auch halte den Atem nicht länger an als natürlich. Vermeide schließlich in einer Weise auszuatmen, dass der Atem rasch und heftig herausprustet. Richtiges Einatmen schenkt dir die Kraft, die du jeden Augenblick zum Leben brauchst, und einen anmutigen Körper. Richtiges Anhalten des Atems gewährt dem Geist Festigkeit und dir ein langes Leben. Richtiges Ausatmen reinigt und befreit dich.

GORAKSHA SHATAKAM

Vor mehr als 25 Jahren machte ich auf einem 5-Wochen-Intensivkurs meine ersten Erfahrungen mit der heilenden Kraft der feinstofflichen Aspekte des Atems oder *Prana*. Sie hat mein Leben geprägt. Wir lernten und praktizierten Körper- und Atemübungen, die mir den ganzen Erlebnisreichtum meines eigenen Daseins offenbarten. Wie viel subtiler, wie viel differenzierter der Körper und die Sinne doch zu erfahren vermögen, wenn wir sie nur lassen! Schon nach zwei, drei Tagen schmeckte das Essen besser und intensiver, als es je geschmeckt hatte, leuchteten alle Farben zunehmend aus sich selbst heraus, während ein ständig sich weitendes Gefühl von Stille und Frieden und innerer Kraft Körper und Seele durchdrang. Nach mehr als acht in der Yogahalle verbrachten Stunden saß ich abends zumeist auf der von Bougainvilla umrankten Treppe und blickte in den sich langsam von Rosa zu Lavendel verfärbenden Himmel. Die Straßen unter mir, ein funkelndes Lichtermeer bis zur Autobahn entlang des Ufers, daran anschließend die Bucht und am Horizont

San Francisco, die Golden Gate Bridge und Mount Tamalpais in Marin County – alles war wie immateriell, eben eine pulsierende und doch vollkommen stille Licht-Manifestation. Eine äußere Reflexion des Lichts, das wir in uns selbst finden, wenn wir uns die Zeit nehmen, uns zu fühlen. Ich konnte damals, und seitdem viele Male mehr, die grundlegende Wahrheit der alten Yoga-Texte gleich welcher Tradition an mir selbst überprüfen, welche lautet, wie zum Beispiel in der *Charaka Samhita* ausgedrückt: *„Alle Erscheinungen sind Erscheinungsformen des feinstofflichen Atems.“*

Wenn wir für diese Wahrheit offen sind, können wir erleben, dass unser eigener Körper und die ganze Welt wie aus Licht oder Prana gewirkt sind. Denn Prana hat viele Schichten, von denen unser physischer Atem nur die äußerste und am leichtesten zugängliche ist. So bedeutet meditative Erfahrung keine Ablehnung der Welt der Sinne und des Lebens. Stattdessen fällt mir auf, wie viel mehr ich die Welt und mein Leben schätze und wie viel kreativer ich sein kann, wenn ich mich in Phasen intensiver regelmäßiger Praxis befinde und damit die Bahnen des Prana offen halte und mich seiner Energien erfreue. Man wird deswegen nicht zum religiösen Fanatiker oder zum gesellschaftlichen Außenseiter. Im Gegenteil, ich stelle immer wieder fest, dass uns dies flexibler macht und Vorurteile beseitigt. Wie soll man auch einem Vorurteil gleich welcher Art aufsitzen, wenn man doch alles unvoreingenommen, also gleichwertig würdigend wahrnimmt?

Gerade weil es so unbezweifelbar wirklich war, hat diese erste Begegnung mit der Kraft der feinstofflichen Energie (und ihre wohltuende Wirkung auf den Körper) mein ganzes Leben bestimmt. Es bestimmt auch, wie ich Yoga erlebe und vermittle, in diesem Fall einige Aspekte seiner Körper- und Geisteshygiene, nämlich die Nasenspülung des *Jala Neti*. Ich möchte Sie in dem Sinne an das Thema und die Praxis heranführen, dass Sie nicht nur die offensichtlichen, sondern auch die tieferen Aspekte dieser einfachen Technik ausprobieren und erfahren – damit Sie im wahrsten Sinn dieses Wortes „wieder frei atmen können“.

Leben ist Atem. Unser Dasein findet schnell ein Ende, wenn der Atem aufhört zu fließen. Zwischen dem ersten Atemzug und dem letzten ist der Atem die einzige Konstante. Atmen ist dringlicher als alles andere. Selbst die Zahl der Jahre, die wir in unserem Körper auf der Welt verbringen dürfen, hängt sehr stark von der Qualität und vom Rhythmus unseres Atems ab.

Wir können die Wahrheit dieser Tatsache leicht aus der durchschnittlichen Lebensspanne von verschiedenen Tierarten erschließen: Die Maus hat nur ein kurzes Leben, die Schildkröte hingegen wird alt. Mäuse atmen schnell und fast gehetzt, Schildkröten sehr langsam und gemächlich. Nach Aussagen eines Yoga-Handbuchs aus dem 14. Jahrhundert, der *Gheranda Samhita*, verhält sich unsere Lebensspanne umgekehrt proportional zur Geschwindigkeit unseres Atemflusses. Dort heißt es nämlich:

„Vermindere deine Atemfrequenz und du erhöhst deinen Vorrat an Lebensenergie. Erhöhe deine Atemfrequenz und du verminderst deinen Vorrat an Lebensenergie."

Und zum Verhältnis von Atem und unbewusster Geistestätigkeit, in Form unkontrollierter und ablenkender Gedanken, stellt einer der Basistexte zur Yogapraxis, die *Hatha Yoga Pradipika*, lapidar fest:

„Wenn du heftig bewegt atmest, ist der Geist künstlich erregt. Sobald der Atem wieder in ruhigem Fluss ein- und ausströmt, kommt auch der Geist zur Ruhe."

„Zur Ruhe kommen" heißt hier nicht „untätig sein", sondern dass unnötige und ablenkende Gedanken, Sorgen und Ängste verschwinden, sofern sie keinen Bezug zu dem haben, was wir gerade tun oder erfahren. Solche Gedanken vereiteln, dass wir wach und bewusst in der Gegenwart leben. Und wenn wir nicht „jetzt", also in der Gegenwart leben können, leben wir eigentlich gar nicht, weil

Körper und Geist automatisch gespalten sind. Der Körper ist jetzt hier, aber die Gedanken weilen anderswo. Wir sind nicht so recht bei uns, und deswegen sind wir auch nicht so recht glücklich, weil eben höchstens halb da. All dies hat nämlich mit dem Rhythmus und Fluss und mit der Tiefe unseres Atmens zu tun.

Tatsächlich atmen die meisten Menschen ganz falsch, was langfristig sehr nachteilige Wirkungen für die Gesundheit hat – durch die Verschwendung von Lebensenergie.

EXPERIMENT 1

Natürlich atmen

1. Sitzen Sie auf einem Stuhl oder auf den Boden. Die Wirbelsäule ist gerade aufgerichtet, die Haltung dabei geschmeidig und keineswegs steif.

2. Legen Sie die rechte oder linke Hand flach auf den Oberbauch direkt unter dem Magen oder Solarplexus.

3. Stellen Sie fest, ob der Atem beim Einatmen so weit herabströmt, dass der Bauch sich nach vorn und zu den Seiten weitet und Ihre Hand sich hebt. Vielleicht haben Sie auch das Gefühl, dass der Atemvorgang vom Bauch und vom Zwerchfell ausgeht.

   Wenn ja, atmen Sie richtig; wenn nein, atmen Sie falsch, weil unvollständig.

Zumeist atmen wir zu flach. Weder hebt sich beim Atmen unsere Brust noch weitet sich unser Bauch. Wir atmen nicht genügend Luft ein, was zur Folge hat, dass die Gifte an den Lungenspitzen nicht in vollem Umfang abgeführt werden können. Erschwert wird dieser Fehler zusätzlich durch die Mundatmung.

Wer aus Gewohnheit oder weil die Nase nun einmal verstopft ist vornehmlich durch den Mund atmet, wird mit Sicherheit bald unter Konzentrationsschwäche leiden. Als Langzeitwirkungen kommt es bei der Mundatmung darüber hinaus zu Herzbeschwerden und Vitalitätsverlust. Selbst beim Liebesakt wird nicht empfohlen, laut stöhnend durch den Mund zu atmen. Hastiges Keuchen verkürzt beim Liebesakt nämlich sowohl die Dauer der Vereinigung als auch ihren Genuss. Langsames Atmen und die einfühlsame Harmonisierung des Atems der Partner erhöht dagegen den Genuss (und seine Dauer).

Aber wie atmen wir nun eigentlich richtig und worauf sollen wir dabei achten? Die Erfahrungswissenschaft des Yoga kennt darauf eine klare Antwort: Wir sollen die drei Phasen des Atemprozesses genau unterscheiden und sie so präzise wie möglich in unserem Körper spüren. Diese drei Phasen sind:

- Einatmung
- die Pause zwischen Einatmung und Ausatmung, wenn die Einatmung ausgeklungen ist, die Ausatmung aber noch nicht eingesetzt hat
- Ausatmung

Das klingt so selbstverständlich. Wenn wir dann jedoch in uns nachspüren, stellen wir fest, dass wir fast nie wirklich fühlen, wann wir einatmen, wann der Atemfluss die Lungen ganz gefüllt und uns mit Lebensenergie gesättigt hat – und wann der Atem wieder natürlich ausströmt.

Atembewusstheit bedeutet nicht, dass wir dann nur den Atem und nichts anderes wahrnehmen sollen. Das ist schlicht unmöglich, denn dann könnten wir nichts tun, nichts unternehmen und nicht handeln, weil wir ja immer nur unseren Atem wahrnähmen. Bei der Atembewusstheit geht es vielmehr um die allmähliche Entwicklung einer fließenden Hintergrundbewusstheit. Was auch immer wir tun, wir bemerken zugleich, ohne uns voll darauf zu konzentrieren, im Hintergrund den Atem und gleichzeitig das Geschehen sehr aufmerksam. Der Atem behindert unser Leben und Tun nicht. Vielmehr wird unser Leben und Tun fast unmerklich vom Atem und der von ihm getragenen Bewusstheit durchdrungen.

Es wird ein wenig Zeit brauchen, bis wir uns daran gewöhnen, den Atem als unseren ständigen Freund zu spüren. Dieser neu gewonnene Begleiter wird uns mit mehr Gesundheit und Ausgeglichenheit reich beschenken. Der Weg dorthin führt über die Achtsamkeit auf den Atem. Wir atmen ganz natürlich und mühelos ein, spüren, wie der Atem sich im Unterleib gesammelt hat und wie Bauch und Brust infolgedessen für einen Augenblick im Zustand der Ausdehnung verharren, und empfinden schließlich, wie wir wieder ausatmen. Auch wenn der gesamte Atemvorgang wichtig ist, wollen wir vor allem auch auf die Pause zwischen Einatmung und Ausatmung achten, die wir gewöhnlich überhaupt nicht wahrnehmen. Der Bauch nimmt dabei die Form eines umgestülpten Topfes an, was in der Yoga-Terminologie als *Kumbhaka* bezeichnet wird und „Topf“ oder „Kessel“ bedeutet. Auch wenn diese Pause nicht absichtlich wie etwa bei bestimmten Formen der Atemmeditation verlängert wird, ist *Kumbhaka* der Moment der größten Energie- oder Prana-Zufuhr in den Körper. Es ist der Augenblick, in dem die Lungen die eingeatmete Luft absorbieren und damit den gesamten Körper mit Lebenskraft erfüllen.

Die Schriften aller Yoga-Traditionen, nicht nur die indischen, betonen die Wichtigkeit natürlichen und bewussten Atmens, was natürlich umso leichter fällt, wenn die Nase frei ist und der Atem deswegen ungehindert fließen kann. Am Anfang mag Atembewusstheit sich ein wenig gekünstelt anfühlen, weil wir uns darum bemühen müssen. Später geschieht sie wie von selbst und verstärkt unsere Bewusstheit insgesamt. Atembewusstheit hilft uns, „jetzt hier zu sein", und hat viele positive Wirkungen auf unser Allgemeinbefinden.

Wir werden uns in den nächsten Kapiteln mit der konkreten Anwendung der Nasenspülung beschäftigen sowie mit ihren unmittelbaren Wirkungen und Vorteilen für eine gute Gesundheit. Die wichtigste Wirkung der Nasenspülung betrifft unsere Art zu atmen. Mit einer freien, jeden Tag gespülten Nase spüren wir spontan, wie wir atmen müssen, um ausgeglichen in uns zu ruhen. Sobald wir das Gefühl für unseren Atemfluss sensibilisiert haben, können wir uns auch an Experimente wie das folgende wagen, das „Heilender Atem" genannt wird, weil Körper und Geist gleichermaßen mit der satten Energie vollkommener Entspannung angeregt und von Frieden erfüllt werden.

EXPERIMENT 2

Heilender Atem

1. Sitzen Sie locker und aufrecht entweder auf einem Stuhl oder auf dem Boden. Wenn Sie den Stuhl wählen, vergewissern Sie sich, dass Ihre Fußsohlen den Boden berühren und der Bauch frei und entspannt ist. Wenn Sie am Boden sitzen, ist der volle oder halbe Lotossitz angemessen.

2. Beginnen Sie entspannt aber nicht zu langsam einzuatmen, wobei Sie merken, dass Bauch und Brust sich heben.

3. Am Ende der Einatmung halten Sie den Atem viermal so lange an, wie Sie für das Einatmen gebraucht haben.

4. Dann atmen Sie aus, wobei das Ausatmen doppelt so lange dauern soll wie das Einatmen.

5. Beginnen Sie ohne Pause sofort wieder einzuatmen.

Diese Art zu atmen könnte sich anfänglich für Sie sehr ungewohnt und vielleicht sogar ein wenig befremdlich anfühlen. Leiten Sie sich selbst also behutsam und mit viel Aufmerksamkeit und Liebe an. Setzen Sie sich nicht unter Druck, wenn es nicht gleich klappt. Erzwingen Sie nichts. Alles geschieht ganz ohne körperliche Anstrengung. Nur die Bewusstheit leitet Sie, bis Sie sich an den Vorgang gewöhnt haben. Wenn Sie den „Heilenden Atem“ in Abständen für eine gewisse Zeitspanne regelmäßig jeden Tag üben, wird sich bei gleichzeitiger Vertiefung des Atems Ihr Atemtempo merklich verlangsamen. Sie sind bei allem, was Sie tun, entspannt, selbst unter Belastung und im größten Trubel.

KAPITEL 2

Das Salz im *Neti*-Kännchen und andere Hilfsmittel

Die körpereigene Widerstandskraft ist die Grundlage der Gesundheit. Wir sollten sie deswegen mit allen Mitteln stärken.

CHARAKA SAMHITA

Zur Praxis der Nasenspülung gehören einige Hilfsmittel, die wir uns besorgt haben müssen, bevor wir beginnen können. Die Qualität der Hilfsmittel entscheidet jedoch nur bis zu einem gewissen Grad über den Erfolg, denn *Jala Neti* bleibt in jedem Fall nützlich. Zwei Hilfsmittel sind allerdings unerlässlich dafür: das *Neti*-Kännchen und die für die Spüllösung benötigten Zutaten, vor allem das geeignete Salz. Wie bei allen Fragen gehen selbstverständlich auch hier die Meinungen der Experten bezüglich der Eignung gewisser Zutaten auseinander. Wir werden deswegen alle Möglichkeiten vorstellen.

Da dieses Buch vornehmlich aus der Sicht des Yoga geschrieben wurde, neigt es jedoch eher zur Empfehlung möglichst naturbelassener Stoffe.

Das *Neti*-Kännchen

Zuerst benötigen Sie ein *Neti*-Kännchen, welches die Salzlösung optimal durch die Nasenöffnungen leiten kann und dann von Schmutz, Pollen, überschüssigem Schleim und anderen Reizstoffen befreit. Wir haben verschiedene Modelle ausprobiert und sind mit Kännchen aus Keramik rundum zufrieden. Sie sollten aus stabiler, bleifreier Keramik gefertigt und mit einer für Lebensmittel geeigneten Glasur überzogen sein. Kännchen dieser Art sehen schön aus und nehmen genügend Flüssigkeit für eine Nasenspülung auf.

Kännchen aus Plastik haben den Vorteil, dass sie unzerbrechlich und leicht zu transportieren sind. Man kann sich jedoch an möglichen scharfen Plastikkanten leicht die Innenwände der Nase verletzen. Ferner werden einige Kunststoffe durch den regelmäßigen Kontakt mit der Salzlauge im Laufe der Zeit in Mitleidenschaft gezogen. Davon ausgenommen sind neuartige spülmaschinenfeste Kännchen aus Plastik. Sie sind aus lebensmittelechtem, bis 135 Grad Celsius wärmeformstabilem und obendrein umweltfreundlichem Kunststoff gefertigt.

Neben den Keramik-Kännchen sind Kännchen aus Kupfer und rostfreiem Stahl sowohl besonders dauerhaft als auch durch ihre Formgebung ergonomisch für *Jala Neti* geeignet. Gerade der Ayurveda spricht dem Kupfer besondere Eigenschaften zu, die es zu einem geeigneten Material für *Neti*-Kännchen machen. Andererseits beschlägt Kupfer mit der Zeit und wirkt dann unhygienisch. Kännchen aus rostfreiem Stahl müssen dagegen sehr sorgfältig gepflegt werden. Wenn man sie nicht nach jedem Gebrauch gründlich auswäscht und trocknet, können sie aufgrund der Salzlauge zu korrodieren beginnen.

Empfohlene Salzarten

Yogalehrer empfehlen im Allgemeinen reines Meersalz und beurteilen Kochsalz und gepufferte Lösungen eher skeptisch. Es folgt hier eine Liste von Möglichkeiten mit ihren jeweiligen Vor- und Nachteilen.

1. **Kochsalz:** Nicht alle Kochsalze sind aus Meersalz. Die Deklaration wird es verraten. Die Körnung ist ebenfalls wichtig. Je feiner das Salz ist, desto besser, also schneller und gleichmäßiger

wird es sich im Wasser lösen – vorausgesetzt es wird trocken aufbewahrt.

2. **Tafelsalz:** Dabei handelt es sich im Allgemeinen um zusätzlich behandeltes Kochsalz, dem man Spuren von Silikon, Jod, Fluoride oder Aluminium beigefügt hat, damit es im Salzstreuer nicht klumpt. Aber wer will sich diese Stoffe schon durch die Nase ziehen? Deswegen ist Tafelsalz mit Zusätzen nichts für das *Neti*-Kännchen.

3. **Kräutersalz** wird Nase und Geruchssinn nicht gut tun, denn es handelt sich um eine Mischung aus Salzen, Kräutern und Gewürzen. In jedem Fall vermeiden.

4. **Steinsalz:** Je nach Herkunft beinhalten Steinsalze einen möglicherweise hohen Anteil an anderen Mineralen und können deswegen für *Jala Neti* nicht empfohlen werden.

5. **Makrobiotisches Salz:** Zumeist von grauer Färbung. Gewöhnlich handelt es sich hierbei um Meersalz aus Japan, das nur teurer als das Meersalz örtlicher Herkunft ist. Natürlich kann man es für die Nasenspülung verwenden.

Nach Prof. Thomas Schmidt ist auch eine Mischung aus Kochsalz und Natriumhydrokarbonat im richtigen Mischungsverhältnis geeignet. Dafür braucht man jedoch einen geeigneten Messlöffel, um die nötigen 7,14 Gramm Kochsalz und 2,69 Gramm Natriumhydrokarbonat auf einen Liter Quellwasser genau zu dosieren. Diese Mischung fühlt sich sehr angenehm an, weil sie die Spüllösung in den alkalischen Bereich von einem pH-Wert 8 bringt.

Forschungsergebnisse haben ferner nachgewiesen, dass eine *hypertone* Spüllösung (also salzigere Lösung als der Salzgehalt im Blut) die Schleimabfuhr aus der Nase noch zusätzlich beschleunigen wird. Eine typische hypertone Salzlösung ist Meerwasser, das im Durchschnitt etwas mehr als dreimal so viel Salz enthält wie das Blut, nämlich 35 Gramm Salz pro Liter. Eine leicht hypertone

Spüllösung wird den Schleim in der Nase schneller verflüssigen und damit gegebenenfalls für eine Abschwellung der Schleimhäute sorgen. Darüber hinaus kann sie das Druckgefühl auf das Trommelfell senken, welches zum Beispiel durch die typische von einer Erkältung bedingte Schleimhautschwellung hervorgerufen wird. Auch bei Pollenallergien und Sinusitis empfiehlt sich unter Umständen die Anwendung einer hypertonen Spüllösung unter fachkundiger Aufsicht.

Allerdings sind sich Mediziner und Yogalehrer darin einig, dass solche hypertonen Lösungen nur vorübergehend und nicht zur regelmäßigen täglichen Nasenspülung zur Anwendung kommen dürfen. Sie verursachen nämlich ein empfindliches Brennen in der Nase und würden mit der Zeit vielleicht die Schleimhäute angreifen.

Die Salzaufbewahrung

Am besten bewahren Sie Ihr Nasenreinigungssalz in einem speziellen Behälter auf. Zu diesem Zweck sind verschraubbare Salbenkruken aus Kunststoff besonders geeignet, die es in den meisten Apotheken zu kaufen gibt. Sie sind hygienisch zu säubern und können immer wieder mit neuem Salz nachgefüllt werden. Sollten Sie sich dafür entschieden haben, in Ihrer Lösung Natriumhydrokarbonat oder –chlorit zu verwenden, dann brauchen Sie zwei Salbenkruken. Vielleicht legen Sie sich gleich zwei Sets in verschiedenen Größen zu, ein größeres für zu Hause und ein kleineres zur Mitnahme auf Reisen.

Die Kosten der Nasenspülung

Die genauen Kosten auf Cent und Euro hängen von den Zutaten ab. Das *Neti*-Kännchen dürfte zwischen 12 und 20 Euro kosten, je nach Hersteller und Material. Der auf Dauer höchste Kostenfaktor ist das Salz. Wenn man sich mit einfachem Kochsalz und Leitungswasser zufrieden gibt, dann wird eine Nasenspülung auf ungefähr 0,12 Cent kommen. Nimmt man ein kostspieligeres Salz, dann steigen die Kosten auf höchstens etwa 0,7 Cent pro Spülung. Am teuersten wird es, wenn man – wie viele Yogalehrer empfehlen – mit reinem Quellwasser spült.

Natürlich gibt es auch hier eine Abwägung der Kosten/Nutzen-Rechnung, und diese kann sich leicht jeder selbst aufmachen. Bedenken Sie, wie groß Ihr Aufwand für Medikamente gegen Erkältung oder Pollenallergien ist, und vergleichen Sie diesen aufs Jahr umgerechnet mit den Kosten für die Nasenspülung.

Den Nutzen der Nasenspülung kann man folgendermaßen zusammenfassen:

Die Nasenspülung ist ein ausgezeichnetes Beispiel dafür, auf welche Weise altüberlieferte und über Jahrhunderte, wenn nicht Jahrtausende, erprobte Yogatechniken zur Gesunderhaltung von Körper und Geist heute effektiv angewendet werden können. Die Nasenspülung wird von vielen Menschen weltweit mit bester Wirkung praktiziert. Besonders in den Vereinigten Staaten, dem Land, in dem Yoga heute am häufigsten ausgeübt wird, ist die Nasenspülung zu einer Art täglichen Körperpflege geworden, die durchaus mit Zähneputzen vergleichbar ist. Eine Nasenspülung mit isotoner Kochsalzlösung, die mit reinem Speisesalz hergestellt wurde, ist hochwirksam zur Vorbeugung und ohne Nebenwirkungen. Junge wie alte Menschen können die Nasenspülung täglich ausführen. Es ist eine ebenso effektive wie preiswerte ganz natürliche Methode, die jedem leicht zugänglich ist. Gerade in Zeiten, in denen Krankheitsvorsorge und -behandlung immer teurer werden, kann man mit der Nasenspülung ausgezeichnet selbst vorbeugen und gesund bleiben.

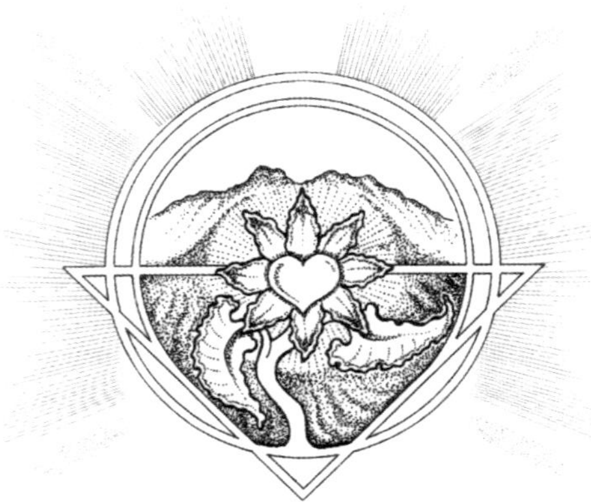

KAPITEL 3

Die *Neti*-Praxis – Gesund und frei durch eine freie Nase

Als Kind hatte ich häufig bronchitische Beschwerden durch Asthma, und seit dieser Zeit habe ich kaum richtig durch die Nase atmen können. Erst als ich Jala Neti *lernte, war der Tag gekommen, an dem ich endlich wieder frei durch die Nase atmen konnte.*

EINE VON *JALA NETI* BEGEISTERTE ANWENDERIN

Wer der erste Mensch war, der seine Nase mit warmem Salzwasser gereinigt hat, das wissen wir nicht. Wir wissen nur, dass *Jala Neti* im Yoga wegen seines Nutzens für das körperliche und spirituelle Wohlbefinden seit Jahrtausenden gebräuchlich ist. Auch für unsere heutige Zeit scheint es bestens geeignet. Wie wir später an einigen Aufzeichnungen noch sehen werden, kann *Jala Neti* vielen Menschen helfen, die unter akuten und chronischen Beschwerden an den Atemwegen leiden, wie Asthma, Allergien, Heuschnupfen, Nasennebenhöhlenentzündungen, Erkältungen und Virusgrippen.

Aber nicht nur die rapide Vermehrung von Krankheiten ist ein Zeichen unserer Zeit und dass die Menschen immer kränker werden, obwohl sie sich doch mehr als in jeder anderen geschichtlichen Epoche um Gesundheit bemühen. Darüber hinaus sehnen sich viele nach einem größeren Bewusstsein für spirituelle Werte, die Basis für ein Dasein in Ruhe, Ausgeglichenheit und innerem Frieden. Die zunehmende Popularität der verschiedenen Yogawege ist ein Zeichen dafür. Ein anderes ist das Bedürfnis nach mehr Geborgenheit und Liebe in Familie, Beruf und Gesellschaft.

In der Gesundheitspflege bietet sich die Praxis von *Jala Neti* vor allem zur Krankheitsvorbeugung an. Ferner vermittelt *Jala Neti* einen Zugang zu größerer Ausgeglichenheit und zum Gefühl innerer und äußerer Reinheit. Es ist leicht anwendbar und von allen Nebenwirkungen frei. Damit leistet die Nasenspülung von *Jala Neti* weit mehr als die Reinigung einer verstopften Nase und von verkrusteten Nasenschleimhäuten. Indirekt befreit sie auch von Schadstoffen und Funktionsstörungen in Augen, Ohren, Hals und Lungen. Aber selbst damit sind ihre Möglichkeiten noch nicht erschöpft, denn *Jala Neti* kann sogar in unsere Denkprozesse größere Klarheit bringen und uns helfen, unsere Emotionen ohne große innere Widerstände und demnach harmonischer zu verarbeiten. Kurz, es macht uns gleichzeitig gesünder und ausgeglichener – und infolgedessen wahrscheinlich auch glücklicher.

Wie mache ich eine Nasenspülung? – Ein Überblick

Die Technik ist im Grunde sehr einfach, auch wenn es einige wichtige Punkte gibt, die wir unbedingt beachten müssen. Kurz zusammengefasst geht man folgendermaßen vor: Man füllt dazu ein spezielles Nasenspülkännchen mit warmem, leicht salzhaltigem Wasser und führt den Schnabel des Kännchens in ein Nasenloch ein. Der Kopf ist dabei leicht zur Seite geneigt zu halten, so dass das Wasser ungehindert aus dem anderen Nasenloch austreten kann. Während das Wasser durch die Nasenöffnungen fließt, atmet man durch den Mund. Sobald das Kännchen halb geleert ist, kehrt man die Fließrichtung um. Schließlich trocknet man sich die Nase durch ein eher sanftes als zu kräftiges Herausprusten oder Ausschnauben, wenn das Kännchen ganz leer und auch die zweite Nasenöffnung gespült ist.

Die Nasenspülung ist einfach und leicht, wenn man sie zum ersten Mal mit Erfolg ausprobiert hat. Die meisten Anfänger sind überrascht, schon beim ersten Versuch alles richtig hinzubekommen. Sie können kaum glauben, wie einfach und wirksam sich diese simple Methode der Gesundheitsvorsorge handhaben lässt. Hat man den Bogen einmal raus, kann man die Nasenspülung locker in drei Minuten durchführen. Wie Duschen und Zähneputzen wird sie schnell zum festen Bestandteil der täglichen Körperpflege.

Es gibt bereits verschiedenste Nasenspülkännchen im Versandhandel. Sie unterscheiden sich in Form, Farbe und Material. Dabei ist es wichtig, eine Kanne zu wählen, die gut erprobt ist und deren Design an die Bedürfnisse der Nasenspülung gut angepasst ist. Keramik eignet sich bestens. Eine spülmaschinenfeste, geprüfte Porzellan-Keramik verursacht keine Allergien und erleichtert zugleich die gelegentliche gründliche Reinigung. Am Ende des Buches, unter *Adressen und Bezugsquellen* auf Seite 125, finden Sie einen Hinweis auf eine Liste mit anerkannten Anbietern, die auf den Internetseiten des Windpferd-Verlages unter dem Titel dieses Buches steht und laufend aktualisiert wird.

Jala Neti – Schritt für Schritt

Im Folgenden nun die genauen Übungsanleitungen für die Praxis, so wie sie traditionell gelehrt wurden. Darüber hinaus vermittelten Yogalehrer früher gleichzeitig auch andere wichtige Anregungen zur Lebensführung, die in diesem Buch, wie Sie vielleicht schon bemerkt haben, über die verschiedenen Kapitel verteilt sind. Damit Sie bei Ihrer Nasenspülung korrekt vorgehen, lesen Sie am besten das vorliegende Kapitel mehrmals sorgfältig von Anfang bis Ende durch, bevor Sie mit der Praxis beginnen. Auf diese Weise werden Sie sich alle wichtigen Hinweise merken und entsprechend berücksichtigen können.

1. Am besten führen Sie die Nasenspülung in der Dusche, über dem Waschbecken, über einer Schüssel auf dem Tisch oder draußen aus. Falls vorhanden, ist reines Quellwasser am besten geeignet, auf jeden Fall besser als Leitungswasser, das oft gechlort ist. Zuerst füllen Sie das *Neti*-Kännchen mit warmem Wasser

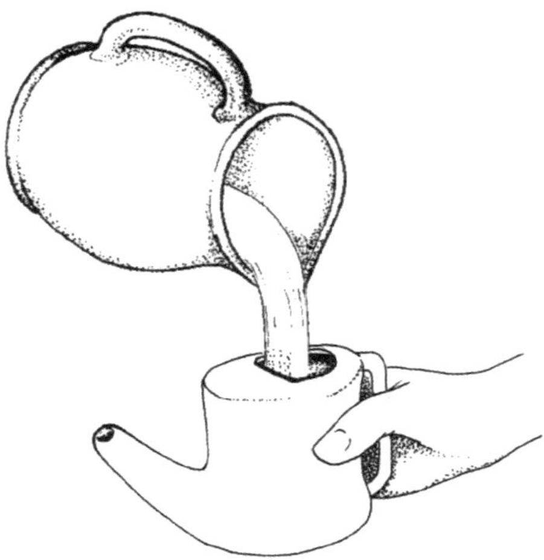

Das Auffüllen von Wasser

von einer für den Körper angenehmen Temperatur. Halten Sie es bei der Prüfung der Wassertemperatur wie zum Beispiel bei der Prüfung einer Flasche mit Babynahrung. Berühren Sie mit dem Kännchen den Arm oder probieren Sie einen Schluck und spucken ihn aus. Ein bisschen wärmer als Körpertemperatur schadet nicht. Das fühlt sich besser an als untertemperiertes Wasser.

2. Dann geben Sie das Salz hinzu, und zwar einen Teelöffel Salz (am besten feines, reines Meersalz) auf einen halben Liter Wasser. Damit erhalten Sie eine 0,9 %ige Lösung, die auch als *isotone* Lösung bezeichnet wird, weil sie dem Salzgehalt unseres Blutes entspricht. Wasser und Salz gut mischen. Dann nochmals einen kleinen Schluck von der Mischung kosten und ausspucken, um den Salzgehalt und die Wassertemperatur abschließend zu prüfen. Die Lösung schmeckt nicht ganz so salzig wie Meerwasser. Korrigieren, wenn nicht für gut befunden. Nach einigen Malen werden Sie sofort und unmissverständlich die richtige Mischung herausschmecken können.

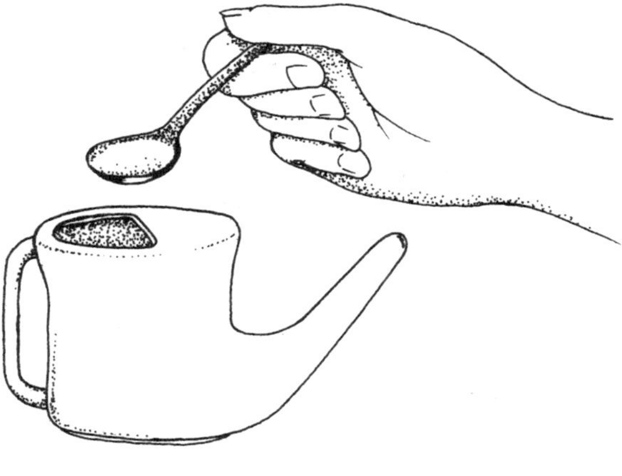

Die Zugabe von Salz

3. Führen Sie den Schnabel des *Neti*-Kännchens in das rechte Nasenloch ein und versiegeln Sie die Öffnung, indem Sie den Schnabel ein paarmal hin und her drehen und fest andrücken, natürlich ganz vorsichtig, ohne dass sie sich wehtun. Dabei ist darauf zu achten, dass Sie die Öffnung des Kännchens nicht zufällig verschließen, indem Sie sie gegen die Nasenwand drücken. Zu diesem Zweck richten Sie das Kännchen einfach wie in Verlängerung der Nase aus. Öffnen Sie die Lippen und atmen Sie sanft durch den Mund. Und noch eins: Versuchen Sie möglichst nicht zu schniefen, schlucken, lachen oder reden oder Luft durch die Nase zu ziehen, während das Wasser hindurchläuft.

4. Neigen Sie Ihren Oberkörper nun von der Hüfte vornüber, bis die Nasenspitze dem tiefstgelegenen Punkt des Kopfes entspricht. Dann drehen Sie den Kopf nach rechts, so dass das linke Nasenloch unten und damit tiefer liegt als das rechte. Neigen Sie

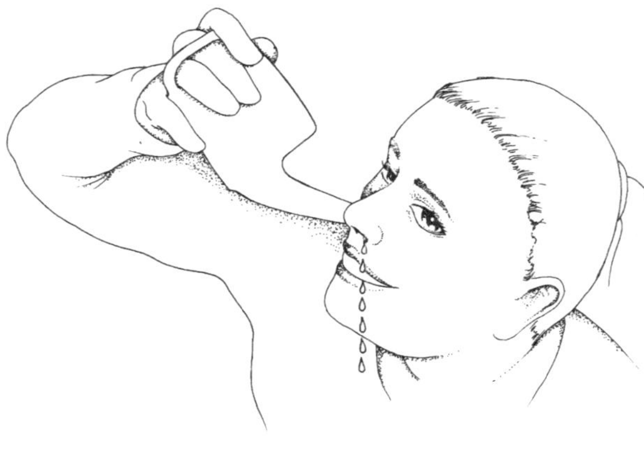

Die richtige Kopfhaltung bei der Nasenspülung

den Kopf zusammen mit dem Kännchen sehr vorsichtig, um zu verhindern, dass das Wasser unter dem Deckel hervor und Ihnen ins Gesicht fließt. Achten Sie außerdem auf einen genau eingepassten Sitz der Öffnung des Kännchens in der Nase, der den freien Fluss des Wassers erlaubt. Während das Wasser in die Nase fließt, atmen Sie ruhig und gleichmäßig durch den Mund. Nach ein paar Sekunden sollte das Wasser dann aus Ihrem linken Nasenloch herausfließen, wobei Sie weiterhin durch den Mund atmen. Es wird etwa 30 Sekunden dauern, bis die Hälfte der Salzlösung aus dem Kännchen vom rechten durch das linke Nasenloch geflossen ist. Dann ziehen Sie das Kännchen aus der Nase und richten sich auf.

5. Bevor Sie nun die Seite wechseln, atmen Sie *sacht und behutsam* durch beide Nasenlöcher aus, so dass Wasser und Schleim herauskommen.
6. Wiederholen Sie die Schritte 3 und 4 (Seitenwechsel und Spülung) mit umgekehrter Flussrichtung. Das heißt, Sie lassen das Wasser durch das linke Nasenloch ein- und das rechte ausfließen. Sobald das Kännchen auf diese Weise geleert ist, richten Sie den Oberkörper auf und atmen, ganz sacht und behutsam schnaubend, durch beide Nasenlöcher gleichzeitig aus. Schließlich trocknen Sie die Nase.

Sollte die Nase nach Abschluss des ersten Spüldurchgangs immer noch mit Schleim verstopft sein, können Sie den gesamten Vorgang noch einmal – wenn nötig sogar mehrmals – wiederholen, bis die Nase frei ist. Wenn die Nase trotz dieser Versuche auch nach mehreren Tagen noch verstopft bleibt, ist eine Konsultation beim Arzt angesagt, um festzustellen, ob eine strukturelle Blockierung vorliegt.

Das Trocknen der Nase

Das richtige Trocknen ist ein weiterer wichtiger Aspekt der Nasenspülung. Kümmern Sie sich immer sehr sorgfältig darum, vor allem falls Sie unter Bluthochdruck leiden. Manch einem wird beim Nasetrocknen leicht schwindlig. Tun Sie es in diesem Fall grundsätzlich nur aufrecht stehend.

1. Beugen Sie sich von der Hüfte nach vorn, so dass die Nasenspitze zum Boden zeigt, und lassen Sie das in der Nase zurückgebliebene Wasser heraustropfen. Dabei atmen Sie zehnmal durch den Mund ein und durch die Nase aus. Dann beugen Sie den Oberkörper noch weiter nach unten, bis die Nase zum Knie zeigt, und atmen abermals zehnmal durch den Mund ein und durch die Nase aus. Dabei kann es passieren, dass ein paar weitere Tröpfchen herauskommen.

2. Nun richten Sie sich auf und atmen im Stehen mehrere Male schnell und sanft schnaubend durch die Nase. Dabei ziehen Sie den Atem zuerst durch beide Nasenlöcher ein und atmen dann etwas kräftiger aus, als Sie eingeatmet haben. Im Anschluss verschließen Sie mit Zeigefinger oder Daumen das rechte Nasenloch und wiederholen die Prozedur, indem Sie nur durch das linke Nasenloch ein- und ausatmen. Danach wechseln Sie, verschließen das linke Nasenloch und atmen durch das rechte Nasenloch ein und aus. Abschließend atmen Sie nochmals durch beide Nasenlöcher bewusst ebenfalls zehnmal ein und aus.

3. Die Nase sollte jetzt trocken und frei sein. Fühlt es sich so an, als sei ein Rest Wasser zurückgeblieben, wiederholen Sie alle Schritte nochmals von Anfang bis Ende, erst durch beide Nasenlöcher atmend, dann durch das rechte und linke und dann wieder durch beide.

Wenn Sie es versäumen, die Nase nach der Spülung richtig zu trocknen, werden Sie womöglich ein paar Stunden lang Erkältungssymptome in der Nase spüren. Außerdem können die Rückstände von Schmutzwasser in den Nebenhöhlen und der Ohrtrompete infizierend wirken.

EXPERIMENT 3

Bhastrika Pranayama

1. Sitzen Sie locker und aufrecht auf dem Boden oder auf einem Stuhl. Falls Sie auf dem Boden sitzen, können Sie leichter und entspannter üben, wenn das Gesäß durch ein Kissen oder Meditationsbänkchen erhöht ist. Sie werden das subtile gewohnheitsmäßige Festhalten in Bauch und Unterleib dann leichter loslassen können. Wenn Sie sich für den Stuhl entscheiden, muss die Sitzfläche hoch genug sein, so dass Ober- und Unterschenkel einen Winkel von 90 Grad bilden und Bauch und Hüftgelenke die Sitzhaltung ohne Anspannung aufrechterhalten können.
2. Halten Sie Rücken und Wirbelsäule aufrecht, biegsam und geschmeidig.
3. Neigen Sie den Kopf zum Rumpf und heben die Brust ein wenig dem sinkenden Kinn entgegen. Halten Sie den Kopf so tief Sie können, aber überanstrengen Sie sich deswegen nicht.
4. Die Hände liegen entweder mit den Handflächen nach unten oder mit den Handrücken auf den Knien auf. Wenn Sie es ganz richtig machen und die traditionelle Yogahaltung einnehmen möchten, dann legen Sie die Rücken der Handgelenke auf die Knie. Die Kuppen von Daumen und Zeigefinger beider Hände berühren einander, während die übrigen Finger ausgestreckt bleiben.

5. Entspannen Sie die Augen und blicken Sie sanft und liebevoll nach innen.
6. Spüren Sie einen kurzen Moment lang bewusst in das Innere Ihrer Ohren und halten auch diese wach und aufnahmebereit.
7. Atmen Sie in dieser Haltung einige Augenblicke lang sanft und ruhig.
8. Atmen Sie nun unerwartet plötzlich kurz und kräftig ein und stoßen dann den Atem am Ende der Einatmung sofort heftig schnaubend aus. Wiederholen Sie umgehend denselben Vorgang. Bei der nächsten Runde werden Sie feststellen, dass Sie beim zweiten Mal heftiger und schneller einatmen als beim ersten Mal, was an der Heftigkeit der vorausgegangenen Ausatmung liegt, die den Körper automatisch zu raschem Einatmen zwingt.
9. Machen Sie bei den ersten Versuchen mit dieser Übung vier und später acht solcher Schnaufer.
10. Nach Beendigung des letzten Ausatmens lassen Sie den Atem sich beruhigen und atmen dann ein paar Minuten lang ruhig und regelmäßig, wobei Sie den Atem vom Bauch her lenken, weniger vom Kopf.
11. Wiederholen Sie den Übungsschritt 8 abermals in vier und später auch in acht Zyklen.
12. Finden Sie allmählich zum gewohnten Atemrhythmus zurück und legen Sie sich schließlich einige Minuten lang locker entspannt auf den Rücken, um den Effekt der Übung auf sich wirken zu lassen und im Körper zu verankern.

Bhastrika bedeutet „Blasebalg“ und veranschaulicht damit sehr treffend, was im Verlauf dieser *Pranayama*-Übung geschieht. B.K.S. Iyengar sagt dazu:
„Bei allen anderen Formen von Pranayama bestimmt die Einatmung Geschwindigkeit, Modus und Rhythmus der Ausatmung. Im

Bhastrika ist diese Ordnung gerade umgekehrt, denn die Ausatmung bestimmt den Druck und das Tempo der Einatmung. Hierbei sind sowohl Aus- als auch Einatmung kräftig und ungestüm. Das Geräusch gleicht dem eines Blasebalgs in der Schmiede."

Wegen der Betonung der kräftigen Ausatmung ist *Bhastrika Pranayama* zum Abschluss einer *Jala Neti* Nasenspülung sehr geeignet und wird von Yogalehrern auch häufig zu diesem Zweck gelehrt.

Typische Anfangsschwierigkeiten

„Es ist noch kein Meister vom Himmel gefallen" – auch bei der *Jala Neti* Nasenspülung nicht. Jedem Anfänger kann eine Reihe von kleinen Unachtsamkeiten unterlaufen. Deswegen gilt es, potentielle Fehlerquellen im Voraus zu identifizieren, so dass sie sich problemlos ausschließen lassen.

Wie in anderen Lebensbereichen ist auch beim *Jala Neti* Unsicherheit der Grund für viele Fehler, die dem erfahrenen Praktiker nicht unterlaufen. Anfänger blicken ihrem ersten *Jala Neti* Versuch fast ausnahmslos mit Bangen entgegen, auch wenn einige von ihnen sehr bemüht sind, sich dies nicht anmerken zu lassen. Unsicherheit macht zwangsläufig unachtsam. Wir sind schlicht zu nervös, um den Erklärungen genau zuzuhören, geschweige denn sie in aller Ruhe und konzentriert zu befolgen. Die einzige Medizin dagegen ist: Ruhe bewahren und aufpassen.

Sollten Sie als Yogalehrer andere in die Technik des Jala Neti *einführen, empfiehlt es sich, vor dem Beginn der Erklärungen eine Atmosphäre entspannter Aufnahmebereitschaft zu schaffen. Dafür gibt es keine festen Regeln. Entkrampfen Sie die Stimmung mit ein paar netten einleitenden Worten, aber stellen Sie auch klar, dass Sie für die Dauer der eigentlichen Vorführung der Übung jegliches Dazwischenreden und Kommentare unter den Gruppenteilnehmern mit freundlicher Bestimmtheit unterbinden. Wenn es schließlich an die ersten praktischen Versuche der Teilnehmer geht, geben Sie jedem die Hilfestellung, die er braucht, und vergessen Sie nicht Worte der Ermutigung. Auf diese Weise sind gewöhnlich alle Unsicherheiten rasch abgestreift.*

Eine wichtige Regel lautet: Nehmen Sie nicht sofort den schlimmstmöglichen Fall an, nämlich dass die Nase strukturell blockiert ist, wenn das Wasser nicht gleich nach den ersten Versuchen ungehindert durch beide Nasenöffnungen fließen kann. Bevor Sie diesen Schluss in Erwägung ziehen, sollten Sie zuerst alle anderen möglichen Fehlerquellen ausschließen. Stellen Sie zum Beispiel fest, ob Sie das Kännchen im falschen Winkel mit der Schnabelöffnung gegen die Innenwand der Nase halten, so dass das Wasser unmöglich herausfließen kann. Vielleicht halten Sie das Kännchen auch in einem zu flachen Winkel. Dann fehlt der notwendige Druck, der das Wasser zum Fließen bringt. Weiterhin könnte die Stockung an der Wassertemperatur liegen. Bei Kälte zieht sich unsere Haut zusammen, auch die Haut im Inneren der Nase, und dies erschwert dem Wasser ein Durchfließen. Manchmal zieht man das Wasser ohne es zu merken in den Rachen oder hält das Kännchen zu lasch. Wir müssen es dann ausspucken oder es tröpfelt aus dem Nasenloch heraus, in das es eigentlich hätte hineinfließen sollen.

Bei manchen Menschen fließt das Wasser auch nach ein paar Tagen, Wochen oder sogar Monaten noch nicht in beide Richtungen gleich kräftig. Dies ist nicht weiter schlimm, vorausgesetzt es fließt überhaupt etwas Wasser aus der zweiten Nasenöffnung heraus. Dieses Problem gibt es häufig, weil bei den meisten Menschen die Nasenpassagen nicht gleich durchlässig sind. Es kann sogar einige Monate dauern, bis durch regelmäßiges *Jala Neti* das Wasser dann auch in beide Richtungen gleichmäßig fließen wird. Sollten Sie feststellen, dass das Wasser bei Ihnen in eine Richtung leichter fließt als in die andere, bleiben Sie bei der vorgegebenen Routine: Sie lassen ein halbes Kännchen in das linke Nasenloch hinein- und aus dem rechten herausfließen; und dann umgekehrt das zweite halbe Kännchen durch das rechte Nasenloch hinein und durch das rechte heraus.

Selbst wenn nach einigen Versuchen die Nase vollkommen blockiert bleibt und das Wasser weder in die eine noch in die andere Richtung ungehindert fließen kann, bedeutet auch diese Tatsache noch keineswegs, dass eine Verwachsung oder eine andere strukturelle Blockierung vorliegt. In den meisten Fällen bedeutet diese Stockung nur, dass der Schleim in den Nasenhöhlen so verhärtet und verkrustet ist, dass die warme Salzlauge diese erst nach einigen Versuchen auflösen kann. Das kommt besonders im Falle schwerer chronischer und akuter Erkältungen vor. Lassen Sie sich davon nicht entmutigen. Bleiben Sie beharrlich. Neigen Sie den Kopf länger als zwanzig Sekunden mit eingeführtem *Neti*-Kännchen nach einer Seite und warten Sie auf die Wirkung … Dann richten Sie den Kopf wieder auf und schnäuzen den Inhalt beider Nasenöffnungen ins Waschbecken. Nun kehren Sie die Fließrichtung um. Das kann einige Male so hin und her gehen. Deswegen brauchen Sie etwas Geduld. Nach zwei oder drei Anläufen werden die Nasenpassagen wahrscheinlich durchlässiger und damit kommen dann ein paar Tropfen Salzlauge in Fließrichtung heraus. Im letzteren Fall starten Sie noch einen weiteren Versuch und leeren in beide Richtungen je ein halbes Kännchen. Dieses allmähliche Aufweichen des verstopfenden Schleims ist die beste Gewähr für den Erfolg der Methode

Erst wenn diese Versuche auch nach mehreren Tagen und erneuten Anläufen immer wieder scheitern, könnte eine strukturelle Blockierung durch Knochen oder Knorpel vorliegen. Dies kommt allerdings nur sehr selten vor, und wahrscheinlich wüssten Sie schon davon, wenn dies bei Ihnen der Fall sein sollte.

Bevor Sie mit dem *Jala Neti* beginnen, versuchen Sie sich daran zu erinnern, ob Sie irgendwann in Ihrem Leben häufig unter Nasenbluten gelitten haben. Auch wenn Sie als Yogalehrer andere in die Technik des *Jala Neti* einführen, sollten Sie diese Frage unbedingt stellen. Zu Nasenbluten kommt es besonders häufig bei Menschen mit chronischen Beschwerden in den Nebenhöhlen, vor allem wenn sie deswegen mit Kortisonpräparaten behandelt wurden. Auch ein mit Staub oder anderen Arten der Verschmutzung belasteter Arbeitsplatz kann die Ursache dafür sein. Hypertonie (Bluthochdruck) sowie Dauerstress und permanente Sorgen sind ebenfalls typische Auslöser von Nasenbluten. Trifft eine dieser Ursachen auf Sie zu, können Sie selbstverständlich trotzdem *Jala Neti* üben.

Sie sollten jedoch sichergehen,

- dass Sie immer nur absolut reines Wasser und Salz verwenden;
- dass die Lauge weder zu heiß noch zu salzig ist;
- dass sie beim Trocknen der Nase nicht zu heftig schnaubend ausatmen;
- dass Sie den Kopf beim Trocknen der Nase nicht zu lange nach unten hängen lassen;
- dass Sie die Nasenspülung auf keinen Fall mehrmals, sondern eben nur einmal täglich vornehmen (es sei denn, Sie tun es auf fachkundigen Rat), und
- dass Sie im Falle von Nasenbluten die Häufigkeit der Behandlung reduzieren, also zum Beispiel nur alle zwei Tage anstatt täglich ausführen.

Besonders bei den ersten Dutzend Versuchen kann es Ihnen passieren, dass das Wasser aus dem Kännchen in den Rachen fließt anstatt aus der anderen Nasenöffnung heraus. Das ist nicht weiter schlimm. Es ist ja sogar eine Variante der Übung, welche bei Stufe 2 *(vgl. Kapitel 8)* von *Jala Neti* zur Anwendung kommt, wobei man die Salzlauge beim Einatmen bewusst durch die Nase in den Rachen zieht, um sie dann beim Ausatmen durch den Mund auszuspucken. Bei Stufe 1 ist dies jedoch nicht das Übungsziel und sollte deswegen vermieden werden, auch wenn dadurch kein Schaden entstehen kann. Die einzige Abhilfe gegen derartige Fehler ist, dass Sie auf die Kopfhaltung und den Einlaufwinkel des Wassers achten.

Nur aus zwei Gründen kann Ihnen das Wasser aus dem Kännchen ins Gesicht spritzen: Entweder Sie benutzen ein schadhaftes oder aufgrund seines Designs ungeeignetes Kännchen, oder Sie passen einfach nicht auf. Im ersten Fall brauchen Sie ein geeignetes *Neti*-Kännchen, im zweiten größere Achtsamkeit, Geduld und Ruhe.

Wenn Ihnen bei der Nasenspülung der Kopf wehtut, dann wohl meistens deshalb, weil Sie Angst haben, etwas falsch zu machen, und sich deswegen unnötig unter Druck setzen. Es könnte allerdings auch an zurückgebliebenem Salzwasser in den Nebenhöhlen liegen. Manchmal übertreiben wir auch das Schnauben beim Ausatmen, wenn wir die Seite wechseln oder nach Abschluss der Spülung die Nase zu hastig trocknen wollen.

Bei der Nasenspülung kann es passieren, dass sich Überdruck in den Ohren durch ein unerwartetes Platz- oder Knallgeräusch löst. Darüber brauchen Sie nicht zu erschrecken. Anlass zu Besorgnis besteht deswegen nicht. Beim Durchfließen des Wassers durch die Nasenöffnungen kommt es gelegentlich zum Druckausgleich in der Ohrtrompete, was sich wie ein Platzen oder Knallen anhören mag.

Sollte sich bei Ihnen in Nebenhöhlen und Ohren Schleim oder Talg festgesetzt haben, kann sich bei den ersten Nasenspülungen ein Druckgefühl einstellen. Das gibt sich, sobald die warme Salzlauge den überschüssigen Schleim aufgelöst und fortgespült hat. Gewöhnlich reichen schon ein oder zwei Kännchenfüllungen aus, um das Problem zu beheben.

Wenn die Lauge in der Nase brennt, haben Sie entweder nicht genug Wasser hinzugefügt oder die Mischung nicht ausreichend umgerührt. Bereiten Sie die Lösung immer mit größter Sorgfalt zu und messen Sie die richtige Salzmenge ab. Am besten, Sie kosten etwas von der Lösung und spucken es aus, bevor Sie das Kännchen an die Nase setzen. Möglicherweise ist auch das Wasser zu heiß. Auch dies werden Sie rechtzeitig merken, wenn Sie einen kleinen Schluck in den Mund nehmen. In wenigen Fällen kann es auch an Verschmutzungen im Wasser liegen (was hier in Deutschland jedoch kaum passieren wird). Manchmal brennt das Wasser auch in der Nase, weil das Kännchen nicht richtig gesäubert wurde. Lagern Sie es gut und trocken. Auch beim Reinigen müssen Sie aufpassen und dürfen keine belastenden oder stark duftenden Spülmittel verwenden.

Jala Neti beeinflusst Zirbel- und Hirnanhangdrüse unterschwellig, aber wahrnehmbar. Zu Beginn der Praxis stellen sich deswegen manchmal seltsame Empfindungen ein, die Sie sich nicht erklären können, zumeist als ein leichtes Druckgefühl. Die Wirkung auf diese endokrinen Drüsen kann darüber hinaus in Form von Kopfschmerzen, Kribbeln, Kopfsausen, Schwindelgefühl, Pochen oder als ein ungewohntes Gefühl der Loslösung vom eigenen Körper in Erscheinung treten. Keine dieser Empfindungen ist jedoch Anzeichen für eine Komplikation.

Wie häufig soll ich meine Nase spülen?

Für die allgemeine Nasenhygiene genügen ein oder zwei Nasenspülungen pro Tag. Die ideale Tageszeit für das erste *Jala Neti* ist frühmorgens nach dem Aufstehen, um die Nase von den Schlacken der Nachtruhe zu befreien und Körper und Geist auf einen Tag mit freiem Atmen einzustimmen. Ein zweiter Durchgang ist zu empfehlen, wenn Ihr Arbeitsplatz sehr staubig ist oder andere Schadstoffe auftreten. In diesem Fall muss die Nase viel Verschmutzung ausfiltern, und daher ist eine zweite Nasenspülung nach der Arbeit angeraten. Bitte achten Sie darauf, dass Sie *Jala Neti grundsätzlich nicht unmittelbar vor und nach den Mahlzeiten ausführen.*

Wenn notwendig, können Sie die Nase zu therapeutischen Zwecken bis zu viermal am Tag spülen. Das sollten Sie jedoch nur auf den Rat Ihres Arztes, Heilpraktikers oder Yogalehrers hin tun. Die idealen Tageszeiten für eine rigorose Reinigungskur mit *Jala Neti* sind:

1. frühmorgens direkt nach dem Aufwachen beziehungsweise vor dem Frühstück;
2. am späten Vormittag vor dem Mittagessen;
3. am frühen Abend vor dem Abendessen;
4. spät abends vor dem Zubettgehen.

Bei Schnupfen oder Erkältungen werden Ihnen drei bis vier tägliche Nasenspülungen sehr schnell große Erleichterung verschaffen. Achten Sie dabei jedoch besonders darauf, dass Sie die Nase nach jedem Durchgang sorgfältig trocknen. Hören Sie damit auf, sobald der eher unwahrscheinliche Fall eintritt und Sie Nasenbluten davon bekommen.

Jala Neti in der Schwangerschaft

Bei vielen Schwangerschaften gibt es die üblichen und keineswegs angenehmen Begleiterscheinungen wie Verstopfung, Übelkeit, Nebenhöhlenentzündungen und verstärkte allergische Reaktionen. Sie werden wahrscheinlich durch die dramatischen Veränderungen bedingt, die sich bei einer Schwangerschaft in Ihrem Körper abspielen, und beeinträchtigen das Hochgefühl und die gesteigerte Lebendigkeit, die diese Zeit für jede Frau zu einem Erlebnis der Wandlung und inneren Neugeburt machen.

Während der Schwangerschaft schränkt fast jede Frau instinktiv ihren Konsum rezeptfreier Mittel ein. Immer steht die Frage im Raum, ob diese wohl das Wachstum und die Gesundheit des neuen Lebens im Bauch beeinträchtigen könnten. *Jala Neti* bietet sich dann als voller und sogar angenehmer Ersatz der Mittelchen an, die man sonst bedenkenlos gekauft und geschluckt hat. Es beseitigt bei Nasenbluten, Übelkeit und anderen kleinen Unpässlichkeiten ohne Nebenwirkungen alle Symptome. Das heißt, eine Nebenwirkung gibt es schon, aber sie ist erfreulich: Es schenkt nämlich einen klaren Kopf, und Migräne oder andere Kopfschmerzen stellen sich erst gar nicht ein. Weiterhin erleichtert vor allem die regelmäßige tägliche Praxis die Sauerstoffaufnahme des Körpers. Dieses Plus an Sauerstoff wird Ihrem Wohlbefinden und dem Wachstum des Fötus zugute kommen. Wenn die Mutter während der Schwangerschaft *Jala Neti* praktiziert, kann das Baby unter natürlichen und gesunden Bedingungen heranwachsen.

Kontraindikationen

1. Wer unter Nasenbluten leidet, sollte *Jala Neti* nur unter kompetenter Anleitung und Aufsicht eines Arztes, Heilpraktikers oder Yogalehrers praktizieren.
2. Es gibt grundsätzlich keine Kontraindikation, die *Jala Neti* absolut ausschließt. Bei chronischer Migräne und chronischem Nasenbluten ist jedoch die Anleitung und Aufsicht eines erfahrenen Arztes oder Therapeuten unbedingt zu empfehlen.
3. Kinder unter sieben Jahren sollten die Nasenspülung nur unter der Aufsicht erfahrener Erwachsener ausüben. Auch sollte man Kleinkindern unter zwei Jahren *Jala Neti* auf keinen Fall zumuten. Das früheste Alter ist ab vier Jahren.
4. Empfehlen Sie *Jala Neti* nicht an andere, wenn Sie sich selbst nicht damit auskennen, und versuchen Sie sich in keinem Fall als Lehrer, solange Sie den Bogen mit der Technik nicht absolut heraushaben.

Anfänger, die sich gerade erst mit der traditionellen Nasenspülung vertraut machen, sollten nur warmes Salzwasser und kein anderes Mittel zur Nasenspülung verwenden.

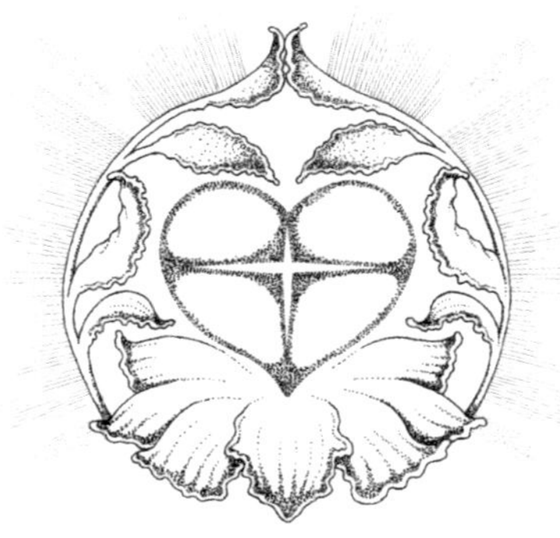

KAPITEL 4

Die westliche und die östliche Anatomie der Nasenspülung

Wir empfehlen die Nasenspülung bei trockenen Schleimhäuten, für Personen mit Allergien und bei Arbeit in staubiger Umgebung.

DR. CLAUDE LAURENT

Zunächst ein Blick auf die Anatomie des Atmungsapparats, so wie die westliche Medizin sie beschreibt. Wer sich mit ihr und vor allem mit dem Aufbau und der Wirkungsweise der Nasenhöhlen nicht auskennt, wird den Gedanken an die Nasenspülung mit warmem Salzwasser womöglich für eine Dummheit und unter Umständen vielleicht sogar für gefährlich halten, denn schließlich ist die Nase nicht für die Wasseraufnahme konstruiert! Betrachten wir die daran beteiligte Physiologie, lassen sich alle Missverständnisse jedoch schnell ausräumen. Die beiden folgenden Abbildungen veranschaulichen die von der Nasenspülung hauptsächlich betroffenen Partien, auch wenn die Wirkung sich sogar noch wesentlich weiter erstreckt, zum Beispiel auf die Schleimhäute des Magens und in die Kiefern- und Stirnhöhlen hinein.

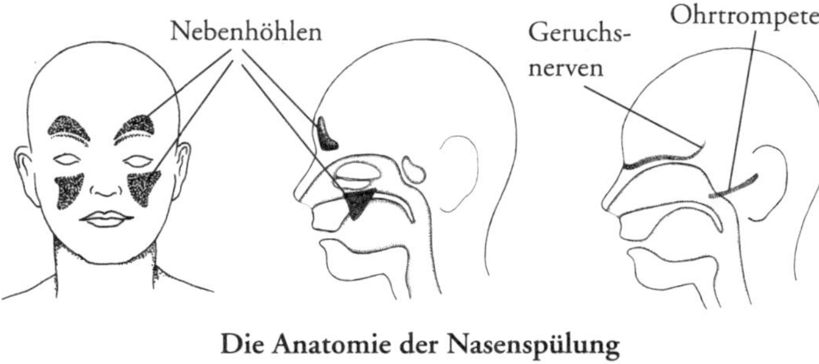

Die Anatomie der Nasenspülung

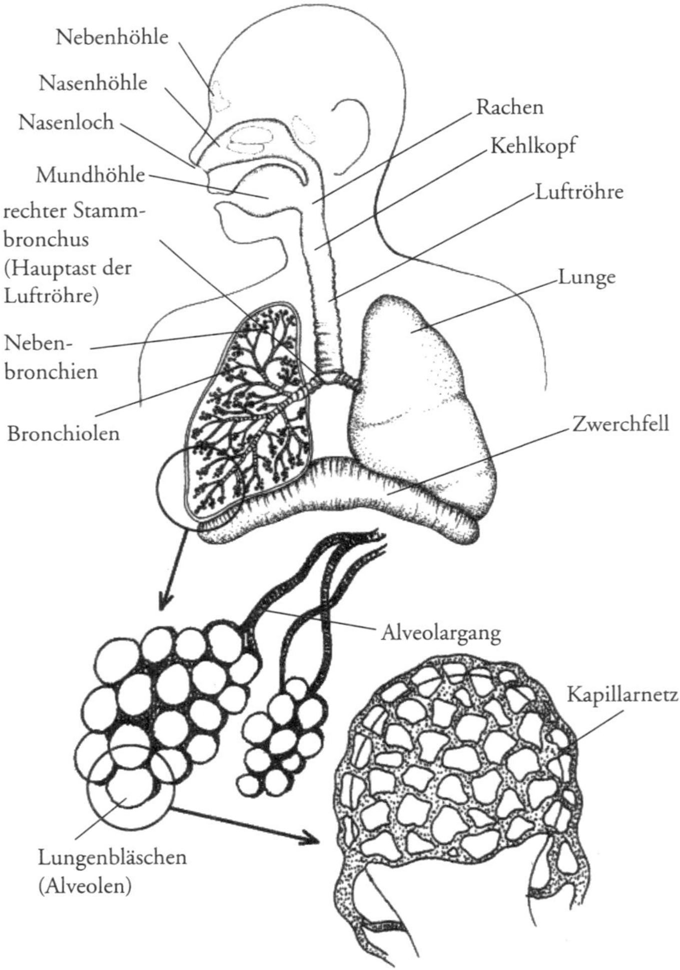

Die Anatomie der Atemwege

Bereich	Funktion
Nase	leitet die Atemluft zum Atmungssystem; Nasenhaare filtern größere Fremdkörper aus
Nasenhöhle	die Klimaanlage des Atmungssystems: leitet, wärmt und befeuchtet die Atemluft; Nasenschleim filtert kleinere Fremdkörper aus
Nebenhöhlen	Resonanzkörper zur Stimmverstärkung
Rachenhöhle (Pharynx)	leitet die Nahrung an den Magen und die Atemluft an die Lungen weiter; trägt zur Modulierung der Stimme bei
Kehlkopf (Larynx)	beherbergt die Stimmbänder und leitet Atemluft an die Lungen weiter; Schleimhäute des Kehlkopfs wirken als weiterer Luftfilter des Atmungssystems
Luftröhre (Trachea)	leitet die Atemluft weiter und wirkt als weiterer Luftfilter
Bronchien und Lungenflügel	zuständig für die Sauerstoffaufnahme und den Ausstoß von Kohlendioxid und anderen verbrauchten Gasen

Wie wir sowohl den Abbildungen als auch der Tabelle entnehmen können, sind neben den groben Nasenhärchen winzige Flimmerhärchen die erste Verteidigungslinie gegen Fremdkörper in der Nase. In medizinischer Fachsprache nennt man sie *Zilien*. Sie bewegen sich sacht hin und her, und bei entsprechender Vergrößerung unter dem Mikroskop betrachtet erinnern sie ein wenig an Ähren, die im Winde hin und her wogen. Außerdem sind sie in eine schützende Schleimschicht gehüllt. Diese reicht von den Nasenlöchern bis in den Rachen und wird von den Schleimhäuten gebildet. Gemeinsam fangen Schleim und Flimmerhärchen äußere Eindringlinge ab – zum Beispiel Staubpartikel, Bakterien und Pollen.

Wenn wir gesund sind, reinigen sich die *Zilien* selbsttätig, etwa durch die Atmung und gelegentliches Naseputzen. Oder man schluckt durch unbewusste Schluckbewegungen den mit Schmutz getränkten Schleim hinunter. Bei lang anhaltender Belastung werden die Nasenpassagen jedoch unweigerlich verstopfen. Dann muss man sie waschen. Die Nasennebenhöhlen stellen ein noch feineres Filtriersystem dar, das bei Infektionen zum Auswurf der Bakterien weiteren Schleim absondert. Dies wird dann als die verbreitete *Sinusitis* oder Nebenhöhleninfektion bezeichnet, die sich entweder als akutes kurzfristiges Symptom oder häufig auch mit chronischem Verlauf äußert.

Trockene und abgestandene Luft in geschlossenen Räumen ist ein weiterer Problemfaktor, denn durch Austrocknung kann der Schleim auf den Flimmerhärchen verkrusten. In diesem Fall schafft die Nasenspülung schnell die notwendige Abhilfe, weil sie die Schleimhäute befeuchtet.

Wie die häufigsten Krankheiten der Atemwege entstehen

Viren nisten und vermehren sich mit Vorliebe in einem übersäuerten Umfeld. Da die Nasenspülung den pH-Wert der Nasenschleimhäute ins Basische umkehrt und damit den Viren den Nährboden entzieht, kann sie auf diese Weise Erkältungskrankheiten erfolgreich vorbeugen. Wo Viren keinen Nistplatz finden, entsteht auch keine Infektion.

Bei Erkältung und Grippe sind nicht nur die Nasenschleimhäute entzündet. Darüber hinaus machen sich zusätzlich auch noch andere Symptome sehr unangenehm bemerkbar, zum Beispiel Husten und Niesen, Halsschmerzen und Schluckbeschwerden, Mandelentzündung und Sinusitis, erhöhte Temperatur oder sogar Fieber, Kopf- und Gliederschmerzen. Sie alle werden durch Viren verursacht, für die ausgetrocknete Nasenschleimhäute einen besonders reichen Nährboden darstellen.

Wie man sie heilen kann

Der Schulmediziner empfiehlt zur Vorbeugung gegen schwere Virusgrippen oder Influenza wahrscheinlich die jährlich im Herbst zu wiederholende Schutzimpfung. Auch gibt es inzwischen so genannte *Neuraminidasehemmer*, welche die Vermehrung von Grippeviren nachweislich verhindern. Je eher sie nach dem ersten Ausbruch der Anzeichen einer Infektion verschrieben und eingenommen werden, desto umfassender lässt sich ein voller Ausbruch der Grippeerkrankung unterbinden. Allerdings ist ihre Einnahme in der Regel zwecklos, wenn die Grippesymptome bereits voll eingesetzt haben, denn Neuraminidasehemmer wirken nur dann, wenn sie 24 bis 48 Stunden nach Beginn der Infektion eingenommen werden.

Der Naturarzt wird das Schwergewicht auf Vorbeugung legen und entspricht damit dem Ansatz des Yoga. Die Stärke des *Jala Neti* liegt ja vor allem in seiner vorbeugenden Wirkung, denn bei regelmäßiger Praxis unterstützt es nachweislich die Widerstandskräfte des Körpers. Ein Körper mit intaktem Immunsystem ist gegen Viren deutlich resistenter als ein Körper mit geschwächtem Immunsystem.

Darüber hinaus sollten wir uns vergegenwärtigen, dass jeder von uns täglich mit unzähligen Viren in Berührung kommt, ohne sich unbedingt zu infizieren. Wenn Viren oder andere äußere

Krankheitskeime allein die Krankheitsauslöser wären, müssten alle Menschen vor ihrem Angriff kapitulieren. Dann wären wir alle nämlich permanent krank. Da dies nicht geschieht, müssen wir logisch daraus schließen, dass das Umfeld der Krankheit, also der menschliche Organismus als der Wirt, für die Krankheit ein ebenso wichtiger, wenn nicht sogar wichtigerer Faktor ist als der Krankheitserreger. Dies wird ja auch durch unsere eigene Erfahrung sehr gut bestätigt, denn wir haben beobachten können, dass wir in geschwächtem Zustand sehr viel schneller krank werden als in Zeiten, in denen wir uns rundum wohl und gesund fühlen.

Wenn wir uns fragen, auf welche Weise die Nasenspülung das Immunsystem denn genau stärkt, gibt es dafür zwei plausible Erklärungen: Zunächst einmal befreit *Jala Neti* den Körper offensichtlich von Krankheitskeimen und verhindert, dass sich neue Krankheitskeime ansammeln. Dadurch entlastet es das Immunsystem direkt und stärkt es durch die Entlastung indirekt. Zum Zweiten regt es uns dazu an, tiefer und ausgeglichener zu atmen. Gleichmäßiges Atmen wiederum trägt zu tief greifender Entspannung aller psychischen und körperlichen Funktionen bei, die ihrerseits die Immunfunktion erhöht. Über die unmittelbaren Zusammenhänge zwischen psychischer und körperlicher Entspannung auf der einen und der gesteigerten Funktionstüchtigkeit des Immunsystems auf der anderen Seite liegen inzwischen unzählige Untersuchungen vor, die den Zusammenhang übereinstimmend bestätigen.

Die feinstoffliche Anatomie des Yoga

Die bisherigen Ausführungen haben eines bereits verdeutlicht: Für die westliche Medizin ist die direkte Wirkung der Nasenspülung auf das Atmungssystem, seine Organe und ihre Pathologien gleichzeitig ihr Hauptnutzen. Wie alle westlichen Ansätze geht auch die westliche Medizin stets den direkten Weg von direkter

Ursache zu direkter Wirkung. Yoga und Ayurveda setzen den Schwerpunkt anders. Auch sie erkennen natürlich, dass *Jala Neti* uns vor Erkältungen, Asthma oder Allergien schützt. Aber sie erklären sich diese Wirkung anders, wobei die Erklärung Licht auf die ganz andere und offenere Wirklichkeitsvorstellung dieser östlichen Traditionen wirft.

Für den westlichen Ansatz haben alle körperlichen Vorgänge ausschließlich körperliche Ursachen (auch die Psyche wird ja nur als ein Fortsatz des Physischen betrachtet). Alle körperlichen Phänomene lassen sich nach westlicher Vorstellung infolgedessen aus der Anatomie, Physiologie und Pathologie des menschlichen Körpers erklären und auf dieser Grundlage auch regulieren und beeinflussen. Für das Weltbild des Yoga ist der physische jedoch nur einer von vielen Körpern (neben den verschiedenen Ebenen zunehmender Feinstofflichkeit bis hin zu reinem Bewusstsein). Er ist für die gesunde oder pathologische Entwicklung nicht einmal der wichtigste, weil sich alle Entwicklungen über das Physische nur sehr schwerfällig beeinflussen lassen, während sich über die feinstofflichen Ebenen und vor allem das Bewusstsein dieser Einfluss elegant und reibungslos manifestieren kann – vorausgesetzt wir sind entsprechend sensibilisiert. Gerade eine solche Sensibilisierung wollen Yogatechniken wie *Jala Neti* bewirken.

Aus der Sicht des Yoga ist unsere ganze Ausrichtung auf die physischen unter Ausschließung aller anderen Aspekte schlicht fehlgeleitet, so als wollte man ein Pferd von hinten aufzäumen (und dabei einen kräftigen Tritt versetzt bekommen). Überspitzt formuliert hat aus der Sicht des Yoga (und damit stimmt er mit dem westlichen Ansatz sogar überein) der physische Körper gar kein feinstoffliches Energiesystem – er ist vielmehr eine Folgeerscheinung des feinstofflichen Energiesystems. Mit anderen Worten, das feinstoffliche Energiesystem bringt den physischen Körper in gewisser Hinsicht überhaupt erst hervor. Krankheit entsteht infolgedessen auch nicht primär im physischen Körper, sondern manifestiert sich zuerst als eine Störung des natürlichen

Gleichgewichts auf der Ebene der feinstofflichen Energien, was sich dann im Physischen als Krankheit niederschlägt. Umgekehrt wird eine Wiederherstellung des feinstofflichen Gleichgewichts nach und nach auch den physischen Körper heilen, weil es der Krankheit den Boden entzieht. Das ist das eigentliche Ziel von Techniken wie *Jala Neti.*

Das folgende Zitat erhellt dieses Körper- und Lebensbild sehr treffend, und es zeigt uns auch, wie häufig wir die Intention und Absicht der Yogapraxis im Gegensatz zu ihrem ursprünglichen Verständnis interpretieren. In der *Charaka Samhita*, einem der Basistexte des Ayurveda, wird das Verhältnis von feinstofflichem und physischem Körper folgendermaßen erklärt:

„Der Weise sieht in der Gabe der Rede keine gesonderte Fähigkeit. Er erkennt den Gehörsinn nicht eigentlich als Gehörsinn und den Geruchssinn nicht eigentlich als Geruchssinn. Auch eine aus sich selbst heraus existierende Befähigung zur Meditation erkennt er nicht an. Vielmehr weiß er, dass alle Fähigkeiten im Leben Fähigkeiten des Prana oder der feinstofflichen Energie des Atems sind. Es ist der Prana, der alles bewirkt und leistet. Was auch existiert, alles ist ausnahmslos eine Erscheinungsform des Prana und damit auch des Atems."

Wenn wir dies so verstehen, wie es gesagt und gemeint ist, bedeutet es, wie oben ausgeführt, eine absolute Umkehrung unseres normalen Körperverständnisses – und damit auch unseres Verständnisses von *Jala Neti.* Damit ist natürlich nicht gesagt, dass unser gewöhnliches Körperverständnis falsch, sondern eben nur, dass es aus Sicht des Yoga unvollständig, einseitig und vor allem unnötig beschränkend ist. Es beraubt uns vieler Wahrnehmungsmöglichkeiten und verarmt uns. Es trägt zu einer Erstarrung des Körpers bei und erzeugt die Angst vor dem Tod, der dann nicht mehr als ein Übergang von einer in eine andere Wirklichkeitsebene, sondern nur noch als das absolute Ende wahrgenommen werden kann, das er gar nicht ist. Sehen und vor allem erleben wir unseren Körper hingegen aus der von der *Charaka Samhita* im obigen Zitat empfohlenen Perspektive, um wie viel reicher und vielschichtiger sind wir da! Und auch um wie viel lebendiger und vitaler!

Aus der Sicht des Yoga trägt das Üben von *Jala Neti* vor allem zur Reinigung der Energiebahnen oder *Nadis* des feinstofflichen Energiekörpers bei und unterstützt damit ein natürliches Atmen. Natürliches Atmen wiederum hält nicht nur den Körper, sondern auch die *Nadis* gesund und bewahrt sie vor dem Verfall. Dies bewirkt eine Veränderung der Lebenseinstellung. Der Grund hierfür liegt darin, dass natürliches Atmen am unteren Zwerchfell zu beiden Seiten des Unterleibs in der Nähe des Beckengürtels ansetzt, und wie B.K.S. Iyengar in seinem Grundlagenwerk *Licht auf Pranayama* ausführt, werden

„dadurch das obere Zwerchfell und die Atemhilfsmuskeln im Nacken entspannt. Dies wiederum trägt zur Entspannung der Gesichtsmuskulatur bei. Werden die Gesichtsmuskeln entspannt, so lösen sie ihre Umklammerung der Sinnesorgane, nämlich der Augen, der Ohren, der Nase, der Zunge und der Haut, und verringern dadurch die Anspannung im Gehirn. Wenn dort die Anspannung nachlässt, so gelangt der Übende zu Konzentration, Gleichmut und Gelassenheit."

Natürlich schließen der eher ganzheitlich auf das gesamte Dasein ausgerichtete Ansatz des Yoga beim *Jala Neti* und der auf die Bekämpfung von Krankheitssymptomen ausgerichtete Ansatz, der bei uns im Westen und auch bei den westlichen Praktizierenden des Yoga so beliebt ist, einander keineswegs aus. Wenn wir aus unserer Praxis des *Jala Neti* wirklich tief greifenden Nutzen ziehen wollen, werden wir beide Ansätze berücksichtigen und miteinander vereinen. Wir werden uns durch regelmäßige Praxis gesund und fit und von Krankheitskeimen frei halten, und wir werden durch die Harmonisierung unseres Atems gleichmütiger, entspannter und konzentrierter, was sich dann indirekt ebenfalls positiv auf den Körper auswirken wird, weil es das Immunsystem kräftigt.

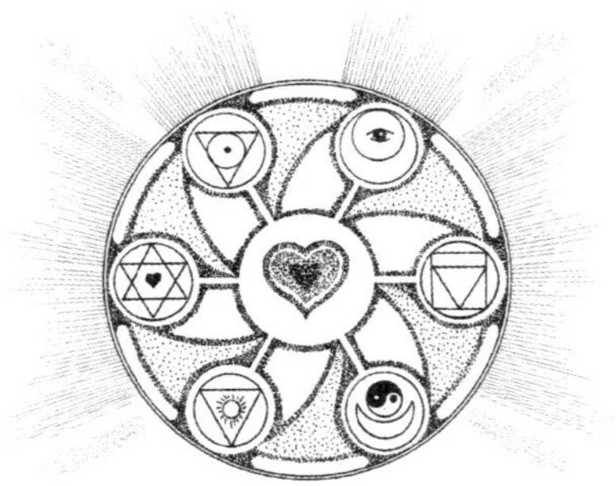

KAPITEL 5

Durchschlagend wirkungsvoll – Beobachtungen, Erfahrungen, Berichte

Der Sonnenatem führt zur Transzendenz.
Der Mondatem ist gestaltende Substanz.
Vereinigt bewirken sie
die Erfahrung des Ewigen im Gegenwärtigen.

PRANA UPANISCHADE

Nachdem wir uns in Kapitel 4 die physiologischen Grundlagen veranschaulicht haben, können wir den offensichtlichen Nutzen dieser Art der systematischen Nasenspülung nun leicht begreifen: *Jala Neti* spült die mit Schmutz und Bakterien überzogenen Schleimhäute aus, denn das Wasser löst selbstverständlich auch alle Verkrustungen und scheidet sie aus. Darüber hinaus gibt es einen weniger offensichtlichen Nutzen, und dieser beruht auf dem vom Wasser erzeugten Vakuum. Unter normalen Umständen ist an die feinen Enden der Nasenhöhlen nicht heranzukommen, aber durch die von der Nasenspülung erzeugte Saugwirkung werden auch diese Passagen gereinigt.

Ganz gleich, ob die Nasennebenhöhlen verstopft sind oder unter leichtem chronischem Schnupfen leiden, man kann nach der Nasenspülung innerhalb von Sekunden spüren, wie das Druckgefühl nachlässt. Die Ohrtrompeten (die sich ja ebenfalls verengen, bis sie schließlich enden) erfahren denselben therapeutischen Nutzen wie die Nase und ihre Nebenhöhlen: Durch das erzeugte Vakuum wird Schmutz und Schleim herausgesogen. Aus diesem Grund hilft *Jala Neti* bei Blockaden und Entzündungen im Mittelohr. Es befreit von Druckgefühlen und führt Entzündungskeime ab. Bei näherer Betrachtung dürfen wir feststellen, dass Osmose und Kapillaranziehung darüber hinaus die Blutgefäße der Nase dazu anregen, sich ebenfalls zu reinigen.

Außerdem hat die yogische Nasenspülung einen positiven Einfluss auf die Augen. Die Tränenkanäle stellen ja eine Verbindung zwischen den Augen und den Nasenpassagen her. Sie unterliegen nun demselben Vakuumeffekt wie die Nebenhöhlen und werden infolgedessen ebenfalls befreit, was sehr häufig zu einer leichten Steigerung der Sehkraft und klarer Sicht beiträgt.

Die Nase erfüllt nebenbei die Funktion der „Klimaanlage" des Körpers. Eine ihrer Hauptfunktionen besteht in der Temperatur- und Feuchtigkeitsregulierung der eingeatmeten Luft. Dies ist eine unerlässliche Notwendigkeit, wenn vermieden werden soll, dass der Atem einerseits zu heiß bzw. zu kalt oder andererseits zu feucht bzw. zu trocken auf Bronchien und Lungen trifft. Beim Ausatmen kühlt die Nase darüber hinaus das Vorderhirn, in dem sich ein Großteil unserer Denkprozesse abspielt. Dies ist umso notwendiger, weil jeder übermäßige Stress die Temperatur in den Stirnlappen etwas erhöht.

Wer unter chronischer verstopfter Nase leidet und deswegen hauptsächlich durch den Mund ein- und ausatmet, wird dadurch den Rachen und die Kehle leicht unterkühlen, was wiederum die Schilddrüsenfunktion beeinträchtigt. Darüber hinaus bleiben die Lungen chronisch unterkühlt, mit der Folge erhöhter Feuchtigkeit und Schleimabsonderung. Ebenfalls verhindert reine Mundatmung die Kühlung der Stirnlappen durch die Nase. Andere typische Beschwerden sind die chronisch ausgetrocknete und verkrustete Nase. Wer davon betroffen ist, leidet häufig auch unter Nasenbluten. Das Gegenteil sind die permanenten „Schnupfnasen"; ihre Nase läuft und läuft. Sie müssen das Taschentuch ständig griffbereit haben. *Jala Neti* räumt mit allen solchen und anderen akuten und chronischen Symptomen gründlich auf. Es reguliert Temperatur und Feuchtigkeit in der Nase und stellt diesbezüglich ideale Verhältnisse her. Wie schnell und anhaltend dies geschehen kann, hängt natürlich auch von anderen Faktoren ab, zum Beispiel den Lebens- und Essgewohnheiten, der Persönlichkeitsstruktur und so weiter. In jedem Falle wird regelmäßiges Nasenspülen viele verbreitete Symptome beseitigen, indem es in Nase und Nebenhöhlen wieder für die idealen Temperatur- und Feuchtigkeitsverhältnisse sorgt.

Schließlich beeinflusst *Jala Neti* auch die Beziehung zwischen Geruchssinn und Nervensystem. Wie die Medizin uns lehrt, gibt es zwei Formen des autonomen Nervensystems, nämlich das sympathische und das parasympathische Nervensystem. Ihre reibungslose Funktion und ihr Zusammenwirken halten uns funktionstüchtig. Sie regulieren jeweils verschiedene Organe und Körperfunktionen. Verallgemeinernd könnte man sagen, dass das eine System stimuliert oder anregt, während das andere eine blockierende oder hemmende Wirkung zeigt. Diese polare Wechselwirkung von Gasgeben und Bremsen entspricht im Yoga den solaren und lunaren Kräften von *Ida* und *Pingala Nadi* sowie den Mantras oder Keimsilben *Ha* und *Tha*, aus denen sich auch das Element *Hatha* im Begriff des *Hatha-Yoga* zusammensetzt.

Nach Aussagen alter Yoga-Texte wechseln wir beim Atmen etwa alle zwei Stunden die Nasenöffnung. Wenn wir zwei Stunden lang vornehmlich durch das rechte Nasenloch ein- und ausgeatmet haben, atmen wir dann während der nächsten zwei Stunden durch das linke Nasenloch ein und aus, und so weiter. Wie oben angedeutet, heißt es sogar, dass das ganze Erfahrungswissen des Yoga auf Pranayama und diese Selbstregulierung des Atems zurückgeht und eben deswegen auch Hatha-Yoga heißt. Wie der Begriff Hatha-Yoga die Silbe HA und THA in sich vereinigt, so vereinigt die Praxis des Yoga die Sonnen- und Mondenergien im Körper. Oder anders ausgedrückt: die männlichen und weiblichen Kräfte, über die jeder Mensch unabhängig von seinem Geschlecht verfügt. Viele der alten Texte gehen in ihrer Einschätzung der Bedeutung dieser Vereinigung von männlichen und weiblichen oder solaren und lunaren Energien so weit, dass sie ihr die Fähigkeit zusprechen, Vorherbestimmung und Schicksal aufzuheben. Mit anderen Worten: Haben wir den Atem durch die Praxis des Yoga sehr tief in uns harmonisiert, unterliegen wir nicht länger dem Schicksal, sondern sind selbst Meister unseres Schicksals.

Dr. Pratap vom *Kaivalyadhama-Institut* zur Erforschung des Yoga hat sich eingehend mit diesem Problem der wechselseitigen Dominanz der rechten und linken Nasenöffnung beim Atmen beschäftigt. Nach diesen Forschungen

„ ... bin ich zu dem Schluss gekommen, dass die Atemluft mit ihrem Passieren durch eine Nasenöffnung zuerst Fädchen der Geruchsnerven streift und dann auf den Riechwulst trifft. Dort enden einige Reize, während andere an die gegenüberliegende Hirnhälfte weitergeleitet werden. Es könnte demnach also sein, dass ein zentraler Steuerungsmechanismus über die abwechselnde Dominanz jeweils einer Nasenöffnung zur Homöostase des Körpers beiträgt. Deswegen müssen wir im Wechsel überwiegend durch das rechte und linke Nasenloch atmen. Wir dürfen davon ausgehen, dass das Atmen durch das rechte Nasenloch einen eher stimulierenden oder erregenden und das durch das linke Nasenloch einen eher blockierenden oder hemmenden Einfluss ausübt. Nach Aussagen der sehr präzisen Texte zur Wissenschaft des Pranayama kann der Geübte auf der Grundlage der jeweiligen momentanen Dominanz einer Nasenöffnung auch Diagnosen, Prognosen und Heilvorschläge im Krankheitsfall liefern.“

Die *Shiva Samhita* gibt eine sehr schöne und leicht nachvollziehbare Übungsanleitung für die Harmonisierung der Sonnen- und Mond- oder männlichen und weiblichen Energien beim Atmen. Ein weiterer Text, die *Gheranda Samhita,* verbindet die Atemübung mit Mantra-Meditation und Visualisierung, welche die klärende und reinigende Wirkung der Atmung auf das Tiefenbewusstsein noch verstärkt. Hier nun eine einfache Variante der Übung, die zum Ausprobieren auch für den Anfänger geeignet ist:

EXPERIMENT 4

Sonnen- und Mondatmung

1. Sitzen Sie wiederum nach Belieben in lockerer Haltung mit biegsam aufgerichteter Wirbelsäule entweder auf einem Stuhl oder am Boden. Stimmen Sie sich auf die innere Stille ein, indem Sie einige Augenblick einfach fühlend Ihren Atem verfolgen, ihn bewusst spüren, jedoch ohne ihn besonders zu kontrollieren oder leiten.

2. Schließen Sie mit dem rechten Daumen die rechte Nasenöffnung und atmen Sie, die Atmung vom Solarplexus und Bauch her steuernd, langsam durch das linke Nasenloch ein.

3. Halten Sie den Atem einige Augenblicke lang an und fühlen Sie eine Art innere Expansion. Das Luftanhalten fühlt sich nicht erstickend an. Wenn Sie darauf achten, werden Sie merken, dass es Ihnen ein Gefühl innerer Weit und Kraft vermitteln kann. Halten Sie die Luft nur so lange, wie es sich angenehm anfühlst.

4. Dann schließen Sie mit dem linken Daumen die linke Nasenöffnung und atmen durch die rechte aus.

5. Wiederholen Sie den Prozess: Atmen Sie durch die Nasenöffnung ein, durch die Sie gerade ausgeatmet haben und nach dem Anhalten des Atems durch die andere wieder aus. Damit haben Sie den ersten vollen Zyklus der Sonnen-/Mondatmung abgeschlossen.

6. Setzen Sie die Übung nach Belieben fort und lassen Sie sich von Ihrer Intuition leiten.

Fassen wir noch einmal zusammen: Nach Ansicht der Erfahrungswissenschaft des Yoga garantiert die ausgewogene Atmung durch beide Nasenöffnungen ein gut eingespieltes Gleichgewicht von sympathischem und parasympathischem Nervensystem – und infolgedessen eine harmonische Funktion des gesamten Nervensystems. Der Effekt von Reinigung und Energieausgleich dieser durch gegensätzliche Wirkung einander ergänzenden Kräfte konsolidiert und vergrößert die Gesundheit von Körper und Seele und damit unsere physische und mentale Leistungsfähigkeit ebenso wie unsere seelische Ausgeglichenheit. Diese zeigt sich darin, dass wir uns schlicht und einfach in unserer eigenen Haut wohler fühlen und emotional weise und intelligente Entscheidungen treffen. Nicht Spielball des Lebens sind wir, willkürlich hin und her geworfen, sondern Meister im faszinierenden Spiel unseres Lebens. Indem *Jala Neti* mentale Überspanntheit löst, löst oder lindert es selbstverständlich auch Spannungskopfschmerzen und verschiedene Störungen des Nervensystems wie Epilepsie und unkontrollierte Wutausbrüche.

Jala Neti **– vielseitig effektiv**
Seine vielen Wirkungen im Überblick

Jala Neti führt mit Schmutzpartikeln und Bakterien verseuchten Schleim aus der Nase ab.

Es reinigt die Nebenhöhlen. Damit weckt es die natürlichen Abwehrmechanismen des Körpers gegen alle Arten von Infektionen der Nasenwege, wie tropfende Nase, Heuschnupfen, Allergien und Nebenhöhlenentzündungen, und Beschwerden in den Atemwegen, wie Halsentzündungen, Husten, Tonsillitis und Polypen. Infolge regelmäßiger Nasenspülung können die körpereigenen Abwehrkräfte solche und ähnliche Beschwerden effektiver und rascher überwinden helfen. Sie können einer Erkrankung oder Neuerkrankung wirksam vorbeugen.

Jala Neti hilft gegen Krankheiten wie Asthma und Bronchitis. Es macht die Mundatmung überflüssig und befreit die Nasenhöhlen von Schleim. Dadurch haben Asthma und Bronchitis keine Chance.

Die Nase ist die Klimaanlage des Gehirns. *Jala Neti* unterstützt sie in der Erfüllung dieser wichtigen Funktion. Es kühlt und beruhigt das Gehirn, indem es die Körpertemperatur im Kopf senkt. Deswegen wirkt es auch lindernd und mildernd bei Kopfschmerzen, Migräne, epileptischen Anfällen, unkontrollierten Wutausbrüchen, hysterischen Schüben, Depressionen und allgemeinen geistig-seelischen Spannungszuständen.

Jala Neti hilft generell bei allen Arten von Augenbeschwerden. Es spült die Tränenkanäle. Man sieht infolgedessen klarer und schärfer; außerdem können die Augen wieder funkeln wie ein Diamant.

Es kann zur Linderung oder gar Beseitigung von Ohrenbeschwerden wie Mittelohrentzündungen und Ohrensausen beitragen.

Jala Neti fördert die Sensibilität der Geruchsnerven und macht die verlorene Empfänglichkeit des Geruchssinns rückgängig, so dass Geruchssinn, Geschmackssinn und der Prozess der Verdauung wieder harmonisch aufeinander abgestimmt zusammenwirken können.

Es beeinflusst subtil Zirbel- und Hirnanhangdrüse, die zur Steuerung des gesamten endokrinen Systems beitragen. Dieses glättet die Wogen der Emotionalität und sorgt für einen allgemeinen Wohlfühleffekt.

Laut Aussagen indischer medizinischer und Yoga-Schriften stimuliert *Jala Neti* das so genannte *Ajna Chakra* oder „Dritte Auge“ und ermöglicht auf diese Weise den Zugang zu den Bereichen subtiler Versenkungszustände. Es fördert den gelassen-meditativen und demzufolge ausgeglichenen Umgang mit allen Lebensumständen.

Es stärkt die Konzentrationsfähigkeit und Vorstellungskraft. Dies erweist sich für die Yogapraxis als ein großes Plus, denn man kann infolgedessen ungestörter meditieren und visualisieren. Der Geist wird von einem Gefühl der Leichtigkeit und Klarheit beflügelt und gleichzeitig stabilisiert.

Schließlich und endlich hilft *Jala Neti* auch allen, die mit dem Rauchen aufhören wollen. Es mindert das Bedürfnis, durch den Mund zu atmen, sensibilisiert die Nase für die Verschmutzung durch den inhalierten Rauch und befreit auf diesem Wege das Gehirn von körperlich und psychologisch bedingtem Suchtverhalten.

Die negativen Folgen von blockierten Nasenwegen

Die folgende Schilderung eines australischen Yogalehrers veranschaulicht sehr einleuchtend und plastisch die negativen Folgen der Blockierung einer Nasenöffnung. Sie zeigt im Negativbeispiel, wie wichtig die weiter oben in diesem Kapitel beschriebene Atmung durch beide Nasenlöcher sein kann, weil sie nämlich genau solchen negativen Symptomen entgegenwirkt.

Dieser Yogalehrer hatte eine neue Schülerin, die zwar wirklich bemüht war und enthusiastisch mitmachte, aber nicht so recht weiterkam oder sich an den Früchten ihrer Yogapraxis erfreuen konnte. Vor allem mit den Atemübungen des Pranayama gab es Schwierigkeiten. Es brachte ihr nichts, und zwar ganz einfach deshalb, weil eines ihrer Nasenlöcher infolge eines Unfalls in der Kindheit noch immer völlig blockiert war. Dies konnte man sogar von außen leicht an einer merklichen Krümmung des Nasenbeins erkennen.

Nach einigen frustrierend erfolglosen Versuchen mit Pranayama suchte sie seinen Rat. Sie zählte ihre Beschwerden und Leiden auf, die sie zur Yogapraxis motiviert hatten, weil sie sich vom Yoga endlich Abhilfe und Erleichterung versprach. Die Liste ihrer physischen Beschwerden war lang. Sie hatte Asthma, Heuschnupfen und litt unter chronischer Sinusitis. Hinzu kamen eine Reihe von psychisch bedingten Beschwerden und Suchtverhalten: Sie war eine starke Raucherin, koffeinabhängig und aß zu viel Schokolade. Außerdem litt sie unter Einschlafstörungen und kam nur nach Einnahme von Pillen zur Nachtruhe. Um das Fass voll zu machen, wollte sie mit ihrem Mann gern ein Kind haben, konnte aber nicht schwanger werden.

Die Frau war Anfang dreißig, sehr mager und übertrieben nervös. Vor und nach dem Unterricht redete sie gewöhnlich wie ein Wasserfall, stand also unter Redezwang. Auch kam sie häufig zu spät und platzte dann gehetzt in den Yogaraum, wobei das Gefühl der Peinlichkeit ihre Nervosität noch steigerte. Kurz, die Frau war ein Nervenbündel *par excellence*. Im Yoga hat man dafür einen anderen Ausdruck, man spricht eher von der Dominanz der linken Nase – dem „linken Nasen-Syndrom" oder der „linken Nase-Persönlichkeit". Wer unter der Dominanz der linken Nase steht, also überwiegend durch das linke Nasenloch ein- und ausatmet, dem fehlt die ausgleichende solare Energie. Er lebt nur im Kopf und hat selten festen Boden unter den Füßen, weil er stets von nervöser Geschäftigkeit getrieben ist. Allerdings ist diese nervöse Geschäftigkeit nichts anderes als der Versuch, eine starke Hemmung oder Blockierung zu kompensieren.

Diese Beobachtung beruht auf der oben beschriebenen feinstofflichen Physiologie, dem Aufbau des Energiekörpers nach den Lehren des Yoga. Nach dieser Lehre fördert die Atmung durch das linke Nasenloch die eher instabile lunare Energie, während die Atmung durch das rechte Nasenloch die eher stabile solare Energie im Körper verankert. Menschen wie die Frau aus unserem Beispiel, die unter dem Einfluss von zu hoher lunarer Energie stehen, brauchen häufig abwechselnd sowohl Beruhigungsmittel als auch Mittel zur Anregung. Aus diesem Teufelskreis gibt es mit Medikamenten nur schwer ein Entkommen. Es geht immer so weiter: Erst nimmt man etwas zur Beruhigung. Man kann endlich schlafen, kommt aber nur schwer wieder in Gang, weil es an eigener Energie fehlt. Also nimmt man ein chemisches Stimulans. Der Kreis hat sich geschlossen und die nächste Runde ist eingeläutet. Gleichmäßiges Atmen durch beide Nasenlöcher entzieht diesem Kreislauf endlich die Grundlage, die ja im einseitigen Atmen hauptsächlich durch das linke Nasenloch besteht.

Damit war der nötige Rat vorgegeben. Nur eines würde der Yogaschülerin helfen: Da ihr rechtes Nasenloch durch einen Unfall permanent blockiert war, konnte nur die operative Öffnung die ersehnten Veränderungen im körperlichen und geistig-seelischen Befinden herbeiführen. Das Schöne an diesem Beispiel ist, dass die vorausgesagte Besserung auch tatsächlich eintrat. Die Schülerin blieb dem Yogaunterricht mehrere Monate fern, kam dann aber wieder und berichtete, dass sie in die Klasse für Schwangere wechseln wollte. Folgendes war geschehen: Nach der Operation hatte sie endlich wieder durch beide Nasenlöcher ein- und ausatmen können und sofort mit regelmäßigem *Jala Neti* begonnen, damit das auch so bliebe. Ihr Leben war auf dramatische Weise vom Kopf wieder auf die Füße gestellt worden und hatte den festen Boden gefunden, den sie sich immer gewünscht hatte. Sie hatte mühelos aufgehört zu rauchen, trank keinen Kaffee mehr und hatte den Schokoladenkonsum stark eingeschränkt. Einschlafen konnte sie nun ohne Pillen, und ebenso fühlte sie sich auch durch eine moderate Gewichtszunahme besser geerdet. Kurz, sie war so entspannt, glücklich und rundum zufrieden wie noch nie.

Dieses Beispiel zeigt sehr anschaulich die Zusammenhänge zwischen gleichmäßiger Atmung, seelischer Ausgeglichenheit, körperlichem Wohlbefinden und abgerundetem Lebensglück.

Weitere Beobachtungen

Zur mittel- und längerfristigen Wirkung von *Jala Neti* gibt es eine Reihe von interessanten Daten. Sie stammen aus Australien, Deutschland, Skandinavien und den Vereinigten Staaten. In Australien zum Beispiel schloss sich eine Gruppe von Yogalehrern zusammen und erhob alle relevanten Daten. Wann immer sie ein *Neti*-Kännchen verkauften oder einen Einführungskurs zur Nasenspülung unterrichteten, verteilten sie einen Fragebogen. Darauf wurde der Käufer bzw. Yogaschüler gebeten, seine Beobachtungen zur eigenen *Neti*-Praxis über einen Zeitraum von 18 Monaten zu dokumentieren und den Fragebogen dann ausgefüllt zurückzugeben. Darüber hinaus haben die Yogalehrer im Laufe der Jahre sehr viel mündliches Feedback zur Praxis bekommen, das die Ergebnisse dieser Umfrage auf eine weitaus breitere Basis stellt.

Zuerst wurde gefragt, mit welcher Erwartung oder Einstellung ein Yogaschüler oder Käufer eines *Neti*-Kännchens der Nasenspülung im Voraus begegnete. Man stellte fest, dass vor dem ersten eigenen praktischen Versuch fast die Hälfte aller an der Umfrage Beteiligten eher negative Erwartungen mit dem Gedanken an die Nasenspülung verbunden hatten. Dies braucht uns nicht zu überraschen, weil *Jala Neti* nicht den in unserer Kultur gängigen Ästhetikvorstellungen entspricht, die alle körpereigenen Flüssigkeiten negativ bewerten, wenn sie diese nicht sogar tabuisieren. Immer wieder waren Kommentare zu hören, wie: „*Eklig, darauf lasse ich mich nie im Leben ein.*" Oder: „*Ich glaube nicht, dass ich mich damit je anfreunden kann.*" Oder: „*Allein der Gedanke daran ist widerlich und inakzeptabel.*" Weniger emotional leidenschaftliche Versuchsteilnehmer brachten ihre Zweifel am Nutzen zum Ausdruck oder auch ihre Ängste, etwas falsch zu machen. Kurz und gut: Weniger als ein Drittel der Versuchsteilnehmer ging mit positiven Erwartungen an die Nasenspülung heran; zwei Drittel begegneten ihr mit Skepsis, Vorbehalten oder sogar starker emotionaler Abwehr.

Hinterher war das Verhältnis gerade umgekehrt. Mehr als zwei Drittel der Versuchsteilnehmer verbanden mit der Nasenspülung positive Erinnerungen und Gedanken. Typische Kommentare, die immer wiederkehren, sind: „*Tut nicht weh und ist auch ganz leicht.*" – „*Weit weniger unangenehm, als ich vorher befürchtet hatte.*" – „*Eigentlich nicht viel anders als Salzwasser in der Nase beim Schwimmen.*" – „*Ein Gefühl von Wärme und Entspannung.*" Auch zum therapeutischen Nutzen gab es bereits nach dem Erstversuch überwiegend positive Meinungen. Hier einige typische Bespiele: „*Vermittelt ein Gefühl von Frische und Reinheit.*" – „*Ich konnte danach viel freier atmen.*" – „*Ein Gefühl von wohliger Leichtigkeit im Kopf.*" – „*Konnte endlich einmal wieder ganz frei atmen.*" – „*Konnte beobachten, dass sich mein Geruchssinn sehr verfeinert hatte.*" – „*Endlich keine verstopfte Nase mehr.*" – „*Habe mich gefühlt wie nach einem erfrischenden Bad in der Meeresbrandung.*"

Zur Häufigkeit der Nasenspülung

Nach einer Eingewöhnungsphase spülten die meisten Umfrageteilnehmer (nämlich 60 %) ihre Nase einmal täglich. Wie nicht anders zu erwarten war, konnten sie ebenfalls von einer allmählichen Besserung ihrer Nasen- und Atmungsbeschwerden berichten. Man kann davon ausgehen, dass sie auch in Zukunft zur Vorbeugung von Erkältungskrankheiten und anderen Beschwerden *Jala Neti* praktizieren werden. Mit der Zeit geht die tägliche Nasenspülung in Fleisch und Blut über, wie das Zähneputzen. Man macht es eben einfach, ohne viel über das Für und Wider nachzudenken. Die 14 % der Versuchsteilnehmer, die ihre Nase mehr als einmal täglich gespült haben, taten dies aus therapeutischen Gründen auf Anraten ihres Yogalehrers. Zumeist hatten sie zuvor unter chronischen Beschwerden in den Nasenpassagen gelitten. Ferner stellten sie zu Beginn ihrer neuen Routine übereinstimmend eine dramatische Verbesserung ihres Zustandes fest, bis die restlichen Symptome dann ganz allmählich und natürlich abklingen konnten. 15 % der Teilnehmer praktizierten nur etwa alle zwei Tage. In der Mehrheit wollten sie es eigentlich täglich üben, räumten jedoch ein, dass sie wohl ein bisschen zu nachlässig waren. Wie zu erwarten war, konnten die 11 %, die *Jala Neti* weniger häufig als alle zwei Tage praktizierten, auch den geringsten Nutzen feststellen und mussten die größten Zweifel einräumen. Sie bezeichneten sich selbst entweder als schrecklich vergesslich oder mussten zugeben, dass sie an der Praxis eigentlich kaum interessiert waren. Meistens spülten sie die Nase nur, wenn diese besonders verstopft war.

Kurz- und längerfristiger Nutzen

94 % aller Umfrageteilnehmer stellten schon nach wenigen Tagen der *Jala Neti* Praxis einen Nutzen und eine Verbesserung ihrer Beschwerden oder ihres Zustandes fest. Nur 6 % konnten keine positiven Veränderungen beobachten. Dabei müssen wir feststellen, dass man zum Zweck der Umfrage „kurzfristig" als einen Zeitraum von bis zu zwei Wochen definiert hatte. Längerfristig war dann alles, was darüber hinausging. Immerhin stellten noch 92 % der Teilnehmer auch einen längerfristigen Nutzen fest. Die kleine Diskrepanz zwischen 94% an kurzfristigem und 92 % an längerfristigem Nutzen ist leicht erklärt, wie auch die Tatsache, dass der beobachtbare Nutzen immer geringer wird, je länger man regelmäßig *Jala Neti* praktiziert. Sobald erst einmal die gröberen Beschwerden und die spürbaren Anzeichen einer Krankheit der Nasenwege und Atmungsorgane beseitigt wurden, bleibt die Wirkung der täglichen Nasenspülung nur noch schwer direkt ersichtlich. Vielmehr verlagert sie sich auf eine subtile Ebene, zumeist in der Form, dass die Abwehrkräfte des Körpers gegen Erkältungskrankheiten und Infektionen allgemein gestärkt werden. Leider ist dann die Versuchung groß, das Interesse zu verlieren, denn zumeist tun wir ja nur dann etwas für unsere Gesundheit und unser Wohlbefinden, wenn wir akute Beschwerden haben, die wir gern loswerden möchten. Das ist etwas kurzsichtig, liegt doch gerade in der schwer fasslichen Langzeitwirkung der

größte, weil vorbeugende Nutzen, der uns gar nicht erst mehr krank werden lässt. Immerhin ist die Meinung der Versuchsteilnehmer nach ein- bis zweimonatiger regelmäßiger Nutzung des *Neti*-Kännchens einhellig.

Fazit der australischen Untersuchung

97 % aller Versuchsteilnehmer bewerteten ihre Erfahrung als positiv;

0 %, also kein einziger Teilnehmer, bewertete seine Erfahrung als negativ;

Nur 3 % sprachen mit gemischten Gefühlen von ihrer Erfahrung.

Es überwogen die begeisterten Kommentare wie:
„Ich wünschte, ich hätte von Jala Neti *schon vor 20 Jahren gewusst." – „Ist für mich inzwischen ein wesentlicher Bestandteil meiner täglichen Körperpflege." – „Noch viel segensreicher, als ich mir das vorher hätte vorstellen können." – „Kapiere einfach nicht, warum kein Arzt das kennt." – „Besser als jede Arznei gegen die typischen Nebenhöhlenbeschwerden"*, und so weiter.

Die Wirkung bei spezifischen Symptomen und Beschwerden

Jala Neti zeigt bei vielen verschiedenen Symptomen und Beschwerden Wirkung. Wie aus den vielen Beobachtungen von Yogalehrern überall auf der Welt hervorgeht, darf man es zu Recht als eine Methode mit sehr breitem Wirkungsspektrum bezeichnen. Zumeist fängt man damit an, weil der Yogalehrer es empfiehlt oder weil es eben nun einmal bei einem Yogakurs vorgestellt wurde. Viele wollten es eigentlich nur einmal ausprobieren und sind aufgrund ihrer positiven Erfahrung dabei geblieben.

Wie oft haben wir es selbst schon gesagt oder von anderen gehört: *„Meine Nase ist zu und ich bin seit Tagen nicht ganz klar im Kopf.“* – *„Ich fühle mich schon eine ganze Weile schlapp und lustlos.“* – *„Ich schleppe schon seit Jahren eine leichte chronische Halsentzündung mit mir herum.“* – *„Morgens nach dem Aufwachen muss ich zuerst immer ein paarmal husten.“* Solche Beobachtungen und Aussagen lassen sich nur schwer exakt einordnen. Sie sind auch nicht die geeignete Grundlage für klare Statistiken. Dafür sind sie einfach zu schwammig.

Zumeist betrachten wir solche Symptome nicht einmal als Krankheit, sondern eben als eine unwillkommene, aber unvermeidliche Beigabe des Lebens. Auch für *Jala Neti* sind sie häufig nicht die Motivation, aber doch stellt man im Nachhinein dann fest, dass diese Symptome als Folge der Nasenspülung abklingen, um schließlich ganz zu verschwinden. Das heißt, man hatte sich für gesund gehalten und stellt durch das Abklingen der für unvermeidlich gehaltenen Symptome fest, dass man die ganze Zeit über Krankheit nur ignoriert und unter den Teppich gekehrt hat. In der folgenden, aus Australien stammenden Tabelle ist dieses Phänomen der wie für selbstverständlich gehaltenen Symptome an der Spalte „Unerwartete Besserung“ ablesbar.

Ferner erscheinen in der Tabelle nur zwei Raucher, die durch *Jala Neti* zu Nichtrauchern wurden. Das liegt wohl daran, dass auf dem Fragebogen nicht ausdrücklich nach dem Raucher- oder Nichtraucher-Status gefragt wurde. Von den 200 Personen, die Fragebögen erhielten, waren mit Sicherheit mehr als zwei Raucher! Rauchen zerstört den therapeutischen Nutzen der Nasenspülung, und es ist in diesem Zusammenhang interessant zu beobachten, dass es zumeist die Raucher sind, die bei der Vorstellung von *Jala Neti* im Rahmen eines Yogakurses die größten Zweifel und

Bedenken gegen die Praxis äußern, also die größten Widerstände dagegen haben.

Dessen ungeachtet zeigt die Tabelle auf einen Blick sehr deutlich die vielen Wirkungen, die wir auch im Text schon erwähnt haben.

Beobachtungen aus Deutschland und Skandinavien

Das noch relativ dünne Informationsmaterial aus Deutschland stimmt in wesentlichen Punkten mit den Daten aus Australien überein. Es fehlen nur alle Hinweise auf die Auswirkung von *Jala Neti* auf psychische Faktoren, Konzentrationsfähigkeit oder spirituelle Praxis, weil nicht danach gefragt wurde. In anderen Bereichen decken sich die Erhebungsergebnisse ziemlich genau.

Zum Beispiel führte man einen Versuch mit einer Anzahl von Rekruten der Bundeswehr durch. Sie sollten sich über einen gewissen Zeitraum regelmäßig die Nase spülen, und zwar nach einem von Professor Thomas Schmidt entwickelten Verfahren. Diesen Rekruten stellte man eine Kontrollgruppe gegenüber, also dieselbe Anzahl von Soldaten, die für die Zeit des Versuchs die Nase eben nicht mit Salzwasser spülten. Das Ergebnis: *„Bundeswehrrekruten, die ihre Nase im Durchschnitt einmal täglich spülten, wurden im Vergleich zu ihren nicht Nase spülenden Kollegen 3½ mal weniger wegen Atemwegserkrankungen krankgeschrieben – ein Schutzeffekt der Nasenspülung.“* Diese wissenschaftliche Studie stand unter der Schirmherrschaft der Medizinischen Hochschule Hannover. Sie war auf eine 6-wöchige Dauer angesetzt, wobei laut Gesundheitsforschungsdienst des Bundesministeriums für Gesundheit festzustellen war, *„dass in den ersten 3 Wochen kein bedeutender Unterschied zwischen den beiden Versuchsgruppen festgestellt werden konnte. Erst in der zweiten Hälfte der Studie zeigte sich der positive Effekt der Nasenspülung: Die Anzahl der Krankentage konnte fast um das Sechsfache verringert werden.“*

Beschwerden und Symptome	Vorher erwähnte Fälle	Zustand unverändert	Besserung	Unerwartete Besserung	Besserung insgesamt
Allergien	8	37 %	25 %	38 %	63 %
Asthma und Bronchitis	8	50 %	50 %	0 %	50 %
Atembeschwerden	103	1 %	33 %	66 %	99 %
Augenbeschwerden	8	0 %	12 %	88 %	100 %
Chronische Verschleimung und Rachenkatarrh	7	42 %	29 %	29 %	58 %
Erkältungskrankheiten	14	21 %	29 %	50 %	79 %
Geruchsverlust	19	5 %	11 %	84 %	95 %
Heuschnupfen	27	15 %	70 %	15 %	85 %
Kopfschmerzen (Migräne)	50	8 %	6 %	86 %	92 %
Nase verstopft	55	14 %	33 %	53 %	86 %
Nebenhöhlenentzündung	49	16 %	69 %	15 %	84 %
Ohrenbeschwerden	12	17 %	17 %	67 %	84%
Psychische Unausgeglichenheit (Angstzustände, mangelndes Selbstbewusstsein, usw.)	17	0 %	9 %	91 %	100 %
Rauchen	2	0 %	0 %	100 %	100 %
Schlafstörungen	7	0 %	4 %	96 %	100 %
Stockung in der spirituellen Praxis	15	13 %	40 %	47 %	87 %
Tropfnase	8	12 %	75 %	13 %	88 %

Darüber hinaus gab es ein gemeinsames Modellprojekt der Gmünder Ersatzkasse (GEK) ebenfalls unter Mitwirkung und Leitung von Professor Thomas Schmidt. Auch dabei ließ sich unzweifelhaft nachweisen, *„dass Atemwegsbeschwerden umso kurz- und mittelfristig stärker verringert werden, je regelmäßiger die Nase gespült wird.“*

Pilotstudie an der Universität von Wisconsin, Madison, USA

Schließlich gibt es eine unter der Aufsicht der Medizinischen Fakultät der *University of Wisconsin* in Madison in den Vereinigten Staaten durchgeführte Studie zur Wirkung der Nasenspülung auf Patienten mit chronischer Sinusitis. Die Versuchsreihe stand unter der Leitung von Dr. Diana Heatley, MD und Glen Leverson, PhD. An ihr nahmen insgesamt 127 Versuchspersonen teil (49 Männer und 78 Frauen). Das Durchschnittsalter lag bei 49 Jahren, wobei der jüngste Teilnehmer 19 und der älteste 86 Jahre alt war.

Die Versuchspersonen wurden auf drei Gruppen verteilt:

- Gruppe 1 sollte die Nase mit Ballonspritze (*bulb syringe*) mit einer hypertonen Salzlösung spülen;
- Gruppe 2 sollte die Nase mit einem *Neti*-Kännchen mit einer hypertonen Salzlösung spülen;
- Gruppe 3 war die Kontrollgruppe; sie führte keine Nasenspülung durch. Ihre Teilnehmer erhielten jedoch täglich eine Reflexzonenmassage an den Füßen.

Vor Versuchsbeginn wurden die Teilnehmer nach zwei Kriterien ausgesucht: Sie mussten mindestens volljährig, also 18 Jahre alt sein; und sie mussten mindestens zwei Symptome chronischer Nebenhöhlenentzündung aufweisen (verstopfte Nase, laufende Nase, Kopfschmerzen, Husten, Mundgeruch und so weiter). Bei

Versuchsbeginn befand sich kein Teilnehmer in ärztlicher Behandlung, obwohl alle zu dem einen oder anderen Zeitpunkt schon alle möglichen Mittel gegen ihre Sinusitis ausprobiert hatten. Für den Versuchsverlauf wurden keine weiteren Medikamente verschrieben, aber es war den Teilnehmern freigestellt, ihre gewohnten Mittel weiter zu nehmen.

Am Ende konstatierten 84 % der männlichen und 68 % der weiblichen Teilnehmer eine merkliche Verbesserung ihres Zustandes. Auch der Konsum von rezeptfreien und rezeptpflichtigen Mitteln, die weiter eingenommen worden waren, wurde um 36 % reduziert. Nichtraucher waren generell mit dem Ergebnis zufriedener als Raucher, die eine geringere Besserungsquote aufwiesen.

Die Studie der Medizinischen Fakultät in Madison zieht deswegen das eindeutige Fazit: Regelmäßige Nasenspülung mit einer hypertonen Salzlösung lindert oder beseitigt alle mit der Nebenhöhlenentzündung einhergehenden Symptome und trägt zu einer merklichen Verbesserung des Allgemeinzustandes der Patienten bei. (Quelle: www.tarayoga.net)

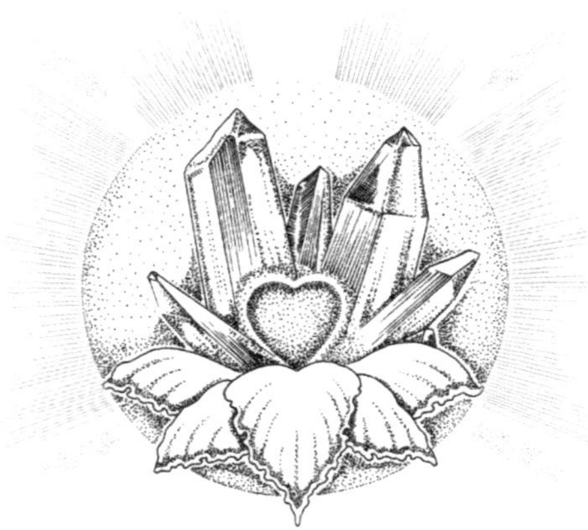

KAPITEL 6

Typische Fragen zur Nasenspülung

Nur zukünftiges Leid kann vermieden werden.

PATANJALI

Vorurteil: *Ich finde allein schon den Gedanken unnatürlich, dass man die Nase mit Wasser spülen oder sich den Magen oder Darm auswaschen soll.*

Antwort: Ungewöhnlich mag das zwar sein, aber unnatürlich ist es keineswegs. Außerdem, ob etwas unnatürlich ist oder nicht, hängt einzig und allein vom Standpunkt des Betrachters ab. Aus der Sicht des Yoga ist Zigarettenrauchen absolut unnatürlich, und dasselbe gilt für den Genuss von Fastfood. Sich den Kopf jeden Abend mit schlechten Fernsehprogrammen zumüllen lassen, ein derartig sinnloser Zeitvertreib darf als ebenso unnatürlich angesehen werden wie das Schlafen auf zu weichen und zu dicken Federkernmatratzen. Oder entspricht es den natürlichen Anlagen und Bedürfnissen des menschlichen Körpers, wenn er jeden Tag auf dem Stuhl vor dem Bildschirm am Computer oder in einer chemischen Fabrik oder im Auto in endlosem Stau verbringen muss? Sind dies aus der Sicht des Körpers nicht allesamt unnatürliche, ja sogar ausgesprochen ungesunde Tätigkeiten? Dagegen mag die Nasenspülung mit Salzwasser vielleicht eher natürlich anmuten, auch wenn sie einem unangenehm vorkommen sollte. Aber was heißt schon unangenehm? Wir alle kennen die Redewendung von der „bitteren Pille", die eben manchmal geschluckt werden will. Sie besagt, dass das anfänglich unangenehm Erscheinende sich am Ende als das für unsere Gesundheit Notwendige herausstellen könnte. Gesundheit ist der Zustand natürlichen Gleichgewichts aller Lebensfunktionen. Krankheit hingegen zeigt eine Störung des natürlichen Gleichgewichts an. Unter diesem Gesichtspunkt ist Krankheit „unnatürlich". Deswegen kann gelegentlich auch der Einsatz von unnatürlich erscheinenden Methoden notwendig werden, wenn sie das natürliche Gleichgewicht von Körper und Geist wiederherstellen helfen. Wie in dem abgegriffenen Sinnbild: Man benutze einen Dorn, um einen eingetretenen Dorn aus der Haut zu entfernen.

Die Techniken der Körperhygiene des Hatha-Yoga repräsentieren ausnahmslos nicht-medizinische Ansätze zur Gesundheitspflege und selbstverständlich auch zur Überwindung und Vorbeugung von Krankheiten. So ungewöhnlich oder gar „unnatürlich" sie aus moderner Sicht auch erscheinen mögen, erweisen sie sich in der Praxis bald als vollkommen natürliche Wege zur Selbstheilung der verschiedenen Körperorgane, -funktionen und -systeme. Im Falle von *Jala Neti* braucht man dazu nicht mehr als reines Quellwasser und ein bisschen Salz! Sie allein reichen schon zur Reinigung der Körperöffnungen und zur Steigerung der Funktionstüchtigkeit unserer sechs Sinne. Wohlgemerkt, sechs Sinne, denn im Yoga reinigen und verfeinern wir nicht nur den Körper, sondern eben auch den Geist, unseren „sechsten Sinn".

Was kann bloß unnatürlich sein an der Reinigung nicht nur des Körperäußeren, sondern auch seines Inneren? Unser Auto reinigen wir doch auch außen und innen und zweifeln nicht im Geringsten am Sinn unseres Tuns. Wir waschen und polieren den Lack, um ihn zu schützen und damit er gut aussieht. Aber wir lassen selbstverständlich auch den Vergaser und die Zylinderköpfe von Kohlenstoffrückständen reinigen und achten darauf, dass sich im Kühler kein Rost bildet. Wieso sollten wir mit unserem Körper nicht vergleichbar verfahren? Natürlich, wir waschen uns jeden Tag der Hygiene wegen und putzen uns vielleicht sogar heraus, um gut auszusehen. Warum dann nicht auch das Körperinnere reinigen? Wie selbstverständlich wechseln wir im Auto in regelmäßigen Abständen den Luftfilter. Sollten wir demnach nicht auch den

Luftfilter unseres Körpers, also die Nase, einer regelmäßigen Pflege und Reinigung unterziehen? Wie die Wäsche des Motors von Brennstoffrückständen seine Leistung stärkt, nicht anders erleichtert die innere Reinigung (sprich Darmspülung) die Aufnahme und Verarbeitung von Nährstoffen. Durch liebevolle und gründliche Pflege außen und innen zeigen wir, wie wichtig uns unser Auto ist. Aber sollte uns unser Körper nicht mindestens ebenso wichtig sein? Ist er etwa nicht das „Fahrzeug", mit dem wir durch unser Leben chauffieren? Jeden Tag, Jahr für Jahr? Fragen wir uns, wie angenehm und erfreulich kann eine Reise werden, wenn wir das Fahrzeug nicht angemessen warten?

Warum überhaupt kommen uns heute einfachste Yogamethoden der natürlichen inneren Körperhygiene seltsam, unangenehm oder sogar „unnatürlich" vor? Das liegt vor allem an der westlichen Konditionierung, die uns gelehrt hat, alles Körperliche und vor allem das Körperinnere als „schmutzig" zu betrachten. Häufig ekeln wir uns vor unseren Körperflüssigkeiten, und in überwiegender Mehrheit versteht der moderne Mensch seinen eigenen Körper nicht im Geringsten. Er hat keinen Bezug zu ihm, fühlt ihn nicht wirklich und kennt sich auch mit seinen vielschichtigen Funktionen nicht aus. Heilkunde und Heilkunst, das ist für die meisten von uns nichts anderes als ärztliche Klempnerarbeit, die nach Jahren der Vernachlässigung irgendwann unvermeidlich wird, wenn es irgendwo im System einen „Rohrbruch" oder eine „verstopfte Leitung" gibt. Dann gehen wir in Narkose und lassen andere die Dreckarbeit für uns machen. Ist das nun ein Zeichen des Fortschritts – oder zeigt es nicht vielleicht unsere eigene Hilf- und Ahnungslosigkeit an?

Zweifellos besteht eine Funktion unserer Schleimhäute darin, dass sie sich wie von selbst reinigen, wenn wir die Überproduktion einfach herunterschlucken. Aber sind mit ihr die darin enthaltenen Schadstoffe wirklich entsorgt? Welche Gifte und Fremdkörper haben Rachen und Magen im Laufe der Evolution zu bewältigen gelernt? Auch den Giftcocktail der Gegenwart?

Es gibt heute sehr viele Krankheitskeime und Schadstoffe, die wir besser weder einatmen noch im Körperinneren ansammeln sollten. Der Großstadtmensch atmet mit dem Smog Tag für Tag und Nacht für Nacht Krebs erregende Giftstoffe ein, die schon in kleinen Mengen tödlich sein können. Unsere Umwelt hier und jetzt hat wenig gemein mit den Bedingungen, unter denen sich unser Atmungsapparat entwickelt hat. Deswegen ist es kein Verbrechen an der Natur und auch nicht „unnatürlich", wenn wir den Selbstreinigungsmechanismen des Körpers mit den altbewährten Techniken des Yoga zu Hilfe eilen.

Außerdem sollten wir uns fragen, wie wir unseren Wahrnehmungs-, Fühl- und Denkapparat angemessen warten können. Mit anderen Worten, was tun, damit der Geist reibungslos und der Wirklichkeit gemäß funktioniert? Überspitzt gefragt: „Wie wäscht man das Gehirn?" – und zwar im guten Sinne des Wortes und nicht im bösen und übertragenen Sinne der Indoktrination und Manipulation. Die Antwort könnte lauten: „Mit verschiedenen Formen und Spielarten der Meditation". Meditation ist die eigentliche Stärke und Spezialität der Tradition des Yoga. Seit Jahrtausenden schon entwickeln die Praktizierenden dieses Weges Selbsthilfemethoden zur Gesunderhaltung und Kräftigung des eigenen Körpers und Geistes – und wenden sie auch an sich an. Lange vor der Erfindung des Röntgengeräts verfügten sie bereits über detaillierte Kenntnisse der Anatomie und inneren Körperfunktionen, allein auf der Basis intensiver Innenschau. Da sie diese Kenntnisse über die Jahrtausende bewahrten und noch weiter ausbauten, stehen sie uns auch heute zur Verfügung.

Frage: *Für meine Vorstellung wirkt* Jala Neti *abstoßend. Trotzdem würde ich es gern praktizieren, weil ich vom Nutzen für meine Gesundheit überzeugt bin. Was kann ich zur Überwindung meiner inneren Sperren und Widerstände tun?*

Antwort: Gerade mit diesem Konflikt zwischen kulturbedingten Vorstellungen und dem Wunsch nach Gesundheit müssen sich viele auseinander setzen. Der Verstand sagt, das ist gut für mich, aber die anerzogenen Vorstellungen lösen eine sachlich völlig haltlose Negativreaktion aus. Als Folge davon stellen sich die Emotionen quer, und wir können nicht tun, was wir aus besserer Einsicht eigentlich wollen. Wir blockieren, und das nicht nur bei der *Neti*-Praxis. Dagegen kann man zwei Dinge tun: Erstens, wir machen uns gründlich sachkundig und lassen uns von der Fachliteratur durch stichhaltige Argumente überzeugen, so dass wir uns unserer Sache wirklich sicher sind. Zweitens, wir finden einen qualifizierten Lehrer, der aus eigener Praxis mit allen Aspekten der Nasenspülung vertraut ist. Ein solcher Lehrer weiß, wie man mit Ängsten und Nervosität umgeht und wird in nur drei Minuten durch korrekte Anleitung beweisen, wie einfach und ungefährlich die Prozedur ist. Am Ende lösen sich alle irrationalen Vorstellungen und Emotionen in unserer eigenen positiven Erfahrung, die wir machen, auf.

Frage: *Mit der einfachen Form der Nasenspülung mit warmer Salzlauge habe ich keine Probleme, ich mache sie sogar sehr gern. Aber den Sinn für die ausgefallenen Varianten kann ich nicht mehr nachvollziehen. Nasenreinigung mit dem Baumwollfaden oder gar die Spülung mit dem eigenen Urin, warum sollte man sich auf solche Sachen einlassen?*

Antwort: Bei den eher ausgefallenen Varianten der *Neti*-Praxis handelt es sich sowohl um sehr spezifische Therapieansätze als auch um fortgeschrittene Methoden der Bewusstseinsschulung. Dabei geht es vor allem um die Erweckung verfeinerter Fähigkeiten der geistigen und sinnlichen Wahrnehmung in vollkommener Bewusstheit. Es sind Techniken, die über die Jahrtausende in einer persönlichen Lehrer-Schüler-Beziehung von einer Generation zur nächsten gelangten. Diese Techniken blieben viele Jahrhunderte geheim. Ihre Weitergabe erfolgte nicht in der Öffentlichkeit. Wir im Westen haben von diesen Dingen erst seit weniger als hundert Jahren eine recht begrenzte, weil nicht unbedingt auf eigener Erfahrung beruhende Kenntnis.

Ein Zweck dieser selteneren Spielarten ist, dass sie die Nebenhöhlen sensibilisieren und zu einer ungeahnten Verfeinerung der geistigen und sinnlichen Wahrnehmung beitragen. Und das ist eigentlich der Sinn aller Yoga-Übungen: die Steigerung von künstlerischer Kreativität und Disziplin in der Meditation. Die Befreiung von Nebenhöhlenentzündungen, Heuschnupfen, Allergien oder Asthma ist nicht ihr wahrer Zweck, sondern eher eine positive und eigentlich nicht beabsichtigte Nebenwirkung! Kann man sich den Yogi vorstellen, der vor 2000 Jahren am Dschungelteich oder in der Berghöhle im Himalaya saß und unter Heuschnupfen oder Allergien litt? Wohl kaum! Die alten Schriften sind in ihrer Interpretation der Aufgaben des Yoga unmissverständlich. Nach ihren Aussagen soll Yoga:

1. den Geist läutern;
2. den Körper gründlich entschlacken;
3. das Nervensystem kräftigen und für höhere und intensivere Energien aufnahmebereit machen;
4. auf tiefe Meditation und zur restlosen Verfeinerung des Bewusstseins einstimmen.

Vorteile für die Gesundheit unseres gewöhnlichen Körpers aus Fleisch und Blut sind dabei nicht mehr als willkommene Nebenwirkungen.

Es mag ja sein, dass wir uns im gegenwärtigen Augenblick nicht mit den eigentlichen Zielen des Yoga identifizieren können. Vielleicht wollen wir einfach nur normal, gesund und glücklich leben. Kein Problem. Es ist immer gut zu wissen, was man will – und es mit denjenigen Mitteln zu verwirklichen, die unserem Lebensgefühl entsprechen. Man soll sich im Yoga zu nichts zwingen, wenn die Grundlagen und die Motivation dazu fehlen.

Ich hatte selbst einen Lehrer, der immer wieder auf die Weisheit der Beschränkung verwies. Er vertrat die Ansicht, dass die moderne

Welt und subtile hoch entwickelte Yogatechniken einander ausschließen und lehrte deswegen nur den zugleich einfachsten und schwierigsten aller Yogas – zu fühlen und aus der direkten Erfahrung heraus zu verstehen, dass die Bewusstheit des gegenwärtigen Augenblicks das Bewusstsein allen Seins einbegreift.

Frage: *Ist es nicht gefährlich, Wasser durch die Nase fließen zu lassen? Das ist schließlich nicht die ihr bestimmte Aufgabe.*

Antwort: *Jala Neti* ist in jedem Fall ungefährlich. Man kann sich damit nicht wirklich schaden. Wer die richtigen traditionell überlieferten Anleitungen bekommt und danach übt, wird nur Gutes erfahren. Wer etwas falsch macht oder nach eigenen Vorstellungen praktiziert, wird bestenfalls überhaupt keinen Nutzen haben oder sich schlimmstenfalls leichte Nebenwirkungen zuziehen, wie Kopfschmerzen, Erkältungen, Entzündungen in der Nase oder Ohrenschmerzen. Bei richtiger Übung sind nach meiner Kenntnis jedoch noch nie auch nur die leisesten Nebenwirkungen aufgetreten. Man kann es nicht genug betonen, der Schlüssel zum Erfolg liegt in der richtigen Anleitung und ihrer korrekten Umsetzung. Von Schwierigkeiten hört man nur bei falscher Anleitung oder Nicht-Befolgung der richtigen Anleitung. Deswegen lernt man *Jala Neti* am besten in der persönlichen Begegnung von einem qualifizierten und erfahrenen Yogalehrer.

Im Übrigen ist es nicht ungewöhnlich, Wasser in die Nase zu bekommen. Wir brauchen uns nur an mögliche Erfahrungen mit einem Bad in hohen Wellen zu erinnern. Ich selbst liebe das sehr, bei Flut kurz vor dem Monsun auf den Wellen zu reiten. Manchmal verpasst du dann zwar den richtigen Zeitpunkt und wirst von der Welle ordentlich getaucht. Dann kommst du gratis in den Genuss einer heftigen Nasenspülung mit Salzwasser, und das ist sogar sehr gesund. *Jala Neti* ist im Grunde nichts anderes – mit dem einzigen Unterschied, dass das Wasser warm und viermal weniger salzig ist. Außerdem hast du den Ablauf selbst völlig in der Hand. Die Wellen schleudern dich nicht, wohin sie wollen, und du musst nicht Salzwasser spucken und schnäuzen, wenn es dir endlich gelingt, aus dem schäumenden Nass aufzutauchen. Natürlich sollten beim *Jala Neti* bestimmte Nasenpassagen nicht mit dem Salzwasser in Berührung kommen. Es wird dich vielleicht ein paar Versuche kosten, bis du den Kopf im richtigen Winkel hältst. Aber in keinem Fall haben die womöglich verpatzten Ansätze wirklich schlimme Folgen.

Frage: *Wie kommt die Wirkung von* Jala Neti *eigentlich zustande? Wie kann es sein, dass ein bisschen durch die Nase geleitetes warmes Salzwasser so viele und obendrein verschiedene Beschwerden und Probleme lösen kann?*

Antwort: Das Geheimnis dieser Heilkraft liegt in Temperatur und Salzgehalt des verwendeten Wassers. Der Salzgehalt entspricht dem Salzgehalt des Blutes, die Wassertemperatur der Körpertemperatur. Deswegen nimmt der Körper es vorbehaltlos an. Das exakte Mischungsverhältnis von Salz und Wasser ist also der entscheidende Faktor. Es gibt Leute, die halten das Salz für eine Quelle möglicher Probleme, zum Beispiel weil es angeblich die Arterien verstopft. Also fragen sie, ob man nicht ohne das Salz auskommt. Die Antwort lautet nein, unmöglich. Salzwasser ist eines der besten Reinigungsmittel im und für den Körper. Man kann damit sehr gut alten Schleim wegwaschen, in dem sich im Laufe der Zeit Schmutzpartikel und Krankheitskeime eingenistet haben. Das ist ja die eigentliche Aufgabe der Schleimhäute im äußeren Teil des Atmungsapparates: Schmutz und Krankheitskeime abfangen. Von denen können wir uns dann durch Schnäuzen, Husten und Schlucken befreien. Im Vergleich dazu ist die Nasenspülung eine wesentlich gründlichere und vollkommenere Form der Reinigung. Außerdem verhindert sie, dass die durch Überlastung herbeigeführten Verschmutzungen der äußeren Filter (etwa der Nasen- und Rachenschleimhäute) in den Körper gelangen und sich dort absetzen können. Unter normalen und natürlichen Umständen, das heißt, wenn man sich gesund ernährt, gesunde Luft atmet und in unverschmutzter Umwelt lebt, sollte die Selbstreinigungskraft der Schleimhäute natürlich ausreichen. Aber wer lebt heute schon unter vergleichbar idealen Bedingungen! In der Mehrzahl wohnen wir in Städten, arbeiten an einem zumindest leicht verschmutzen Arbeitsplatz, ernähren uns schlecht und atmen obendrein durch den Mund. Die Folgen sind Beschwerden in Nase, Nebenhöhlen, Augen, Ohren, Kehle und Brust. Ja, selbst Magenbeschwerden können sich einstellen, wenn wir zu viel verschmutzten und mit Keimen belasteten Schleim herunterschlucken. Und dort hört die Negativentwicklung keineswegs auf, sondern alle inneren Organe werden ebenfalls in Mitleidenschaft gezogen.

„Mit dem Mund atmen ist so natürlich wie mit der Nase essen" heißt ein bekannter Ausspruch des Yoga. Die meisten von uns können gar nicht einschätzen, wie wichtig die korrekte Nasenatmung für unsere Gesundheit und unser Wohlbefinden tatsächlich ist. Aber Unkenntnis schützt vor Krankheit nicht. Zumeist leiden ja gerade diejenigen unter den meisten Beschwerden wie Erkältungen und kleinen Infektionen, die ihren Körper und seine innere Logik am wenigsten verstehen, weil sie sich selbst und die Wirkung ihrer Atmung auf Körper und Geist nicht einmal mehr fühlen können. Sobald die mit der Nase assoziierten Funktionen durch regelmäßiges *Jala Neti* wieder ihr Fließgleichgewicht gefunden haben, verschwinden die kleinen Beschweren noch schneller, als sie sich allmählich eingestellt haben. Aus der Sicht des Yoga dürfen wir die Mundatmung als den schlimmsten die Gesundheit schädigenden Faktor unserer Tage betrachten.

Stellen wir fest: Wir atmen im Durchschnitt 12- bis 16-mal pro Minute ein und aus. Das sind (bei einem Mittelwert von 14) 20.160 Atemzüge am Tag, und damit 604.800 im Monat oder 7.358.400 im Jahr. Der Atem ist die Grundlage aller anderen Lebensfunktionen. Wir kommen einige Tage ohne Wasser aus und wesentlich länger ohne Nahrung, doch der Atem darf nicht lange aussetzen. Wenn aber der Atem so wichtig ist, muss seine Qualität notwendigerweise unsere Lebensqualität beeinflussen. Umgekehrt sollten wir uns fragen, welche Nachwirkung sich einstellen wird, wenn eine derartig grundlegende Lebensfunktion ihren natürlichen Rhythmus verliert und obendrein durch den Mund fehlgeleitet wird. Nur ein Schluss bietet sich an: Falsches Atmen wird unsere Gesundheit und unser Wohlbefinden sehr schnell ruinieren. Auch wenn wir nicht feinfühlig genug sind, es sofort zu merken, werden die Folgen nicht lange auf sich warten lassen – beginnend mit Unlust und einem allgemeinen Gefühl des Schlappseins bis hin zu leichten und am Ende schweren Krankheitssymptomen. Wenn die Nasenspülung uns besser und freier atmen lässt, trägt sie schon allein damit mittelbar und unmittelbar zu einer Verbesserung unseres Lebensgefühls und unserer Lebensqualität bei.

Über die rein physiologischen Aspekte hinaus dürfen wir die Auswirkung regelmäßiger *Jala Neti* Praxis auf geistige Frische und seelisches Befinden auf die subtile und harmonische Steuerung des Gehirns zurückführen, die sich einstellt, sobald wir gleichmäßig durch beide Nasenlöcher ein- und ausatmen. Sobald unsere Nasenpassagen von allen Blockierungen frei sind, stellt sich die ausgeglichene Nasenatmung durch beide Nasenlöcher gewissermaßen ganz natürlich ein. In den Geruchsnerven gibt es feine Rezeptoren, die den Gehalt an positiven oder negativen Ionen in der Luft feststellen, die wir einatmen und ausatmen. Der Gehalt an Ionen wiederum beeinflusst unseren pranischen oder feinstofflichen Energiekörper und damit die Steuerungsmechanismen des sympathischen und parasympathischen Nervensystems. *Jala Neti* simuliert durch die Salzwasserlauge einen erhöhten Wert an negativen Ionen, die eine beruhigende und ausgleichende Wirkung haben. Deswegen belebt uns die regelmäßige Nasenspülung auf so angenehme Weise, weil sie uns nämlich gleichzeitig auch entspannt. Trockene und warme Luft hingegen hat den gerade entgegengesetzten Effekt. Wie ein warmer Föhnwind in den Alpen oder ein Mistral im Mittelmeerraum weist sie einen hohen Gehalt an positiven Ionen auf. Positive Ionen reizen auf und wirbeln unser Nervensystem durcheinander. Sie kippen uns aus der Balance, wovon viele Menschen in den Alpenregionen aus Erfahrung wissen, weil sie föhn-empfindlich sind.

Deswegen ist den dafür Empfindlichen vielleicht zu empfehlen, dass sie bei starkem Föhn die Nase zwei- bis dreimal täglich mit warmem Salzwasser spülen.

Frage: *Kann man die Nase zu oft spülen?*

Antwort: Ja. Die geeignete Häufigkeit liegt von Fall zu Fall verschieden, bedingt durch individuelle Bedürfnisse oder Beschwerden des Einzelnen. In den meisten Fällen genügt es, die Nase ein- oder zweimal täglich zu spülen, am Morgen unmittelbar nach dem Aufstehen und am Abend nach der Arbeit. Im Bedarfsfall sind je nach dem therapeutisch Notwendigen drei bis vier Nasenspülungen pro Tag möglich, aber eben nur eingeschränkt für einen bestimmten Zeitraum, nicht als Indikation auf Dauer. Deshalb ist es unbedingt wichtig, dass wir uns vor dem Beginn unserer *Jala Neti* Praxis fachkundigen Rat einholen und danach unseren Yogalehrer gelegentlich überprüfen lassen, wie häufig wir die Nasenspülung vornehmen sollen. Wie gesagt, im Allgemeinen lautet der Rat: Wenn wir in einem relativ unverschmutzten Umfeld leben und arbeiten, reicht es einmal am Tag. Wenn wir vor allem am Arbeitsplatz mit vielen Schadstoffen in Berührung kommen, ist nach Feierabend eine zweite Nasenspülung empfohlen.

Frage: *Ich mache seit Jahren schon etwas Ähnliches, ich nehme nämlich mit der Hand Wasser aus einer Schüssel und ziehe es durch die Nase ein. Ist das nicht dasselbe wie* Jala Neti*?*

Antwort: Ganz und gar nicht. Es gibt viele Berichte von ähnlichen Praktiken, Hausmittel und Methoden zum Beispiel, die in vielen Länder Europas bekannt und seit Jahrhunderten in Gebrauch waren. Dabei kommt manchmal kaltes und manchmal warmes Wasser zum Einsatz, mit oder ohne Salz. Trotzdem können alle diese Methoden nicht an die Wirksamkeit von korrektem *Jala Neti* heranreichen. Häufig fehlen Anleitungen zum Trocknen der Nasenpassagen nach der Praxis. Im Grunde ist es wie in der Medizin: Wenn man wirklich Erfolg haben will, muss man dem angemessenen Behandlungsprotokoll folgen. Von allen Arten der Nasenreinigung verfügt *Jala Neti* über das systematischste und am klarsten strukturierte Behandlungsprotokoll.

Frage: *Soll ich mit dem Salzgehalt der Lauge experimentieren, ihn zum Beispiel bei einer Erkältung noch zusätzlich steigern?*

Antwort: Im Allgemeinen nein. Das von den Yoga-Schriften seit Tausenden von Jahren empfohlene Mischungsverhältnis wurde ja nicht aus der Luft gegriffen, sondern kam zustande, weil es dem Salzgehalt des menschlichen Blutes entspricht. Ganz gleich, ob wir zu wenig oder zu viel Salz beimischen, das Wasser wird sich in der Nase unangenehm anfühlen und wahrscheinlich ein leicht brennendes Gefühl auslösen, wenn wir vom richtigen Mischungsverhältnis abweichen. Der Hals-Nasen-Ohren-Arzt verwendet in besonderen Fällen manchmal eine so genannte hypertonische Pufferlösung, die sehr viel mehr Salz enthält. Aber damit sollte im angemessenen Fall nur der Spezialist arbeiten. Für *Jala Neti* bleibt es dabei: Man nehme einen gestrichenen Teelöffel Salz auf einen halben Liter Wasser, was auf eine 0,9 %ige Salzlösung hinausläuft. Nicht mehr und nicht weniger.

Frage: *Kann ich* Jala Neti *mit einem anderen Gefäß als einem traditionellen* Neti-*Kännchen praktizieren?*

Antwort: Das ist nicht empfehlenswert. Das traditionelle Design eines *Neti*-Kännchens entspricht optimal der Aufgabe, die das Kännchen nun einmal erfüllen soll. Kein anderes Gefäß, kein Teekännchen, keine Babyflasche und kein modifizierter Ketchup-Behälter kann mühelos dieselbe Leistung erbringen. Also, Finger weg davon. Außerdem sind *Neti*-Kännchen erschwinglich. Wenn man schon etwas für Wohlbefinden und Gesundheit tun will, warum dann am falschen Ende ein paar Euro sparen? Damit sabotieren wir doch nur unsere eigenen Bemühungen, bevor wir damit angefangen haben.

KAPITEL 7

Bye-bye blauer Dunst – *Jala Neti* entwöhnt vom Rauchen

Seelische und körperliche Leiden haben drei Ursachen, nämlich den über einen gewissen Zeitraum anhaltenden fehlgeleiteten, zerstörerischen oder übertriebenen absichtlichen Genuss oder Einsatz von Sinnesobjekten. Je nach Umstand sind Körper und Geist eine Quelle der Lust oder des Leidens. Nur das Selbst (oder die Seele) ist frei von allen Störungen.

CHARAKA SAMHITA

Wenn wir uns mit Hilfe von *Jala Neti* das Rauchen abgewöhnen möchten, was durchaus geht, wird es uns helfen, wenn wir vorher unser Zigarettenproblem neu bewerten und aus neuer Perspektive angehen. Mit anderen Worten: Wir wollen erkennen, wo das Problem eigentlich liegt. Wer oder was ist das Problem? Der Tabak? Sein Teergehalt? Die chemischen Zusätze? Das Nikotin? Wenn wir uns solche Fragen stellen, veräußerlichen wir nur den Schuldigen und verschieben die Verantwortung, die wir gewöhnlich in äußeren Faktoren suchen und damit am falschen Ort.

Alle üblichen Ansätze zur Heilung der Zigarettenabhängigkeit gehen so vor. Das Hauptaugenmerk ist grundsätzlich darauf gerichtet, „das Rauchen aufzugeben", entweder durch schiere Willensanstrengung oder mit chemischen Hilfsmitteln und Tabletten, etwa mit speziellen nikotinhaltigen Kaugummis. Oder man sucht psychologischen Rat und lernt, wie man die Sucht durch oberflächliche Verhaltensänderung vielleicht austricksen könnte. Dabei sind die Zigarette und die in ihr enthaltenen Substanzen gar nicht das Problem. Nicht einmal das Rauchen selbst ist das Problem. Alle diese sind die äußerlichen Anzeichen des Problems. Das wirkliche Problem sind wir selbst – wenn wir denn Raucher sind.

Wer wirklich für immer mit dem Rauchen aufzuhören plant, sollte am besten sich selbst als das Problem erkennen, das er beheben möchte – seine Persönlichkeit, seinen Lebensstil, seine unterdrückten und nicht ausgelebten Wünsche, seine in der unbewussten Erinnerung gespeicherten seelischen Wunden. Gesetzt den Fall, ich wäre ein Raucher und möchte meine Sucht loswerden, dann will ich mich fragen und vor allem eines herausfinden: Was treibt mich eigentlich zum Selbstmord auf Raten an, den ich begehe, wenn ich mich Tag für Tag langsam und allmählich ein Stück weiter vergifte? Ich will wissen, wie das alles zusammenhängt: die Sucht des Körpers nach der regelmäßigen Zufuhr eines erwiesenen Giftcocktails, genannt Zigarette; die zum total eingefahrenen Verhaltensmuster erstarrte Sucht der Psyche, die mich zwanghaft zur Zigarette greifen lässt; und die seelische und spirituelle Leere in meinem Inneren, die mich immer wieder in derart tiefe Verzweiflung stürzt, dass ich unbewusst meinen Tod ersehne, den ich mit dem Rauchen wahrscheinlich auch herbeiführen werde.

Diese drei Aspekte von körperlicher Abhängigkeit, neurotischem Zwangsverhalten und seelischer und spiritueller Leere bedingen gemeinsam die Sucht, und zusammen sorgen sie außerdem dafür, dass ich auch in Zukunft süchtig bleiben werde. Deswegen will ich als Süchtiger auf dem Weg zur Auflösung der Sucht alle drei Aspekte nacheinander und gemeinsam angehen, damit ich mich und mein Leben endlich in allen seinen Aspekten fühlen und durchdringen kann.

Wenige Suchtexperten haben sich bisher dem Gesamtkomplex des Rauchens gestellt. Zumeist geben sich Ärzte, Psychiater, Psychologen und selbst spirituelle Ratgeber nur mit der Bewältigung der äußeren Probleme zufrieden. Immer versucht man geradewegs, das scheinbar äußere Problem zu beseitigen. *Jala Neti* und andere geeignete Yogatechniken zur Suchtbehandlung folgen einem anderen Ansatz. Zum Beispiel werden sie keine Lösung forcieren oder erzwingen wollen, also auch nicht auf den sofortigen Stopp des Rauchens dringen. Yoga will jedem gestellten Problem auf den Grund gehen. Yoga will die Wurzel packen, die in uns selbst und in unserem Lebensstil fest verwachsen ist – sich gewissermaßen aus unserer Seelenlandschaft an uns krallt.

Wenn wir dann jeder auf seinem Weg und in seiner Zeit wirklich fühlend erkennen, was uns bei der Zigarette Halt suchen lässt, dann wird sich die Sucht wie von selbst verziehen. Sie ist dann für immer passé. Wenn sie an der Wurzel aufgelöst wird, kann sie sich auch nicht mehr in neuem Gewand in Form einer anderen Sucht einschleichen.

Aus Angst vor der großen Leere wird eine verwundete Seele alles, sogar das Beste, Schönste und Gesündeste zur Sucht machen – auch das Streben nach Wellness und körperlicher Vollkommenheit, auch die Yogapraxis selbst. Aber das Ziel von *Jala Neti* und anderen Yogatechniken kann nicht sein, dass sie unsere neue Sucht werden, welche die alte nur ersetzt. Ziel des Yoga ist vielmehr, dass wir uns in unserer eigenen Haut wohl und in tiefstem Sinne frei fühlen. Deshalb geben sie einem langsamen und gründlichen Vorgehen den Vorzug. Sie wollen nicht auf befristete Zeit effektiv sein. Wenn ich dem Rauchen mit *Jala Neti* und Yoga beikommen will, liegt mir an der endgültigen Auflösung der inneren Unstimmigkeit, die mich geradezu zum Rauchen zwingt. Es ist also nicht weiter schlimm, wenn der Prozess Wochen, Monate oder gar Jahre braucht, bis die eigentliche Ursache für die Sucht aufgedeckt und unmittelbar gefühlt wird und sich in diesem Erleben lösen kann. Wichtig ist nur, dass es geschieht – und dass es keinen Rückfall mehr gibt.

Die dem Yoga eigene Gründlichkeit ist vielleicht nicht jedermanns Sache. Wir dürfen davon ausgehen, dass viele die wahren Ursachen für ihr Rauchen gar nicht aufdecken, geschweige denn in direkter Erfahrung nochmals fühlen wollen wie ein Trauma, das man wiedererweckt und durch das man hindurchgeht, als würde es heute zum ersten Mal geschehen. Das ist nicht unbedingt angenehm. Zu jeder tiefen Selbsterfahrung gehört, dass wir uns selbst begegnen und uns vielleicht auch konfrontieren. Es ist daher sehr gut möglich, dass das Kneifen vor der Konfrontation mit den eigenen Mustern auch der Grund dafür ist, warum viele Raucher nicht einmal versuchen, mit dem Rauchen aufzuhören. Konfrontation ist immer unbequem. Oft haben wir sie in der Vergangenheit auch als etwas erfahren, was uns wehgetan und Schmerzen bereitet hat. Sie braucht aber nicht unbedingt schmerzlich auszugehen, besonders wenn wir uns der Methoden des Yoga bedienen. Yoga handelt und wirkt immer gewaltlos. Gewaltlosigkeit (*ahimsa*) ist sogar eines seiner Grundpfeiler, eines der acht Glieder des Yoga. Gewaltlosigkeit bedeutet, dass wir nichts mit Gewalt bekämpfen müssen. Das Rauchen ist nicht der Feind, den es zu besiegen gilt, sondern nur ein zerstörerischer Aspekt, der sich in einem Augenblick der Unbewusstheit in unser Leben eingeschlichen hat. Wir wollen ihn durch Verstehen hinter uns lassen.

Yoga, auch die Nasenspülung als ein Teil seines Weges, ist also ein Pfad der Bewusstheit und Bewusstwerdung. Auf das Problem des Rauchens angewandt bedeutet Bewusstheit, wir nehmen unsere Neigung zu selbstzerstörerischem Verhalten so klar und deutlich wahr, dass der Wunsch nach Selbstzerstörung sich in dieser unmittelbaren Wahrnehmung auflöst. Erkennen, fühlen, loslassen – mehr braucht es nicht.

Um es noch einmal zu wiederholen: Nicht mehr zu rauchen ist ein komplexerer Vorgang, als keine Zigaretten mehr zu kaufen. Wenn wir uns ohne zusätzliche Bewusstseinsklärung auf das rein mechanische Absetzen des Tabakkonsums beschränken, werden wir unser Suchtverhalten wahrscheinlich nur verlagern. Unsere Neigung zur Selbstzerstörung bleibt bestehen und wird wieder ein Ventil für ihren Ausdruck suchen. In den meisten Fällen ist es der, dass man nach ein paar Monaten oder sogar Jahren wieder mit dem Rauchen anfängt. Was wir wirklich brauchen, ist ein neues Lebensgefühl, frei von Destruktivität. Und das kann sich nur allmählich in uns heranbilden und zwar dadurch, dass wir es kultivieren; dass wir anders wahrnehmen und bewusst und vor allem gleichmäßig durch beide Nasenöffnungen atmen lernen; dass wir unsere Art zu denken überprüfen, die Muster und Wertvorstellungen, die wir bisher einfach hingenommen haben, ohne sie je in Frage zu stellen; und dass wir unsere Gefühle bereitwillig fühlen, auch jene, die mit vergangenen und vielleicht verschütteten Erinnerungen verbunden sind. Zur Überwindung unserer Destruktivität ist also sehr viel mehr von uns gefordert, als dass wir uns ein Nikotinpflaster aufkleben oder von Zigaretten zu nikotinhaltigem Kaugummi wechseln.

Körperliche Abhängigkeit

Der Körper eines Rauchers braucht seine tägliche Dosis Nikotin, wie der Körper des Heroinsüchtigen im gewohnten Rhythmus seinen Schuss braucht. Das liegt daran, dass sich die Körperchemie auf den Tabakkonsum eingestellt und ihn integriert hat. Dem Körper fehlt etwas, wenn ihm die im Tabak und seinen Zusatzmitteln enthaltenen Chemikalien nicht länger zugeführt werden. Jede Reduzierung des Zigarettenkonsums erfordert also, dass der Körper sich auf die neue Situation einstellen muss. Weil für ihn das Gewohnte auch das Normale ist, muss er behutsam wieder an die eigentlich gesunde Normalität ohne Nikotin und Teer herangeführt werden. Das kann nicht über Nacht geschehen. Das Blut muss sich allmählich vom Nikotin entgiften können, damit es nicht zu heftigen Entzugserscheinungen kommt.

Dieser Prozess lässt sich begleitend durch andere Maßnahmen unterstützen. Ein Mentor ist in dieser Situation von Nutzen, aber mit ein wenig Feingefühl für den eigenen Körper und die eigene Psyche wird man vielleicht auch von selbst die richtige Balance finden zwischen dem langsam abzusetzenden Suchtbedürfnis auf der einen und der erstrebten Entgiftung auf der anderen Seite. Wenn man den Entzug forciert, kann man leicht einen Rückfall erleiden. Treibt man andererseits die notwendige Änderung nicht beharrlich genug voran, wird der Körper sich nicht entgiften können und die körperliche Abhängigkeit damit bestehen bleiben. Dann bleibt immer ein Quäntchen zu viel Restnikotin im Blut, im Muskelgewebe und im Gehirn, und infolgedessen lässt sich die Abhängigkeit des Körpers nicht endgültig brechen. Man muss also zwischen gewohnheitsmäßigem Bedürfnis und Neuprogrammierung des Körper- und Zellgedächtnisses den richtigen Mittelweg finden, der letztlich zum Ziel der völligen Entwöhnung führt.

Natürlich ist die Entgiftung des Blutes auch an die Entgiftung des Nahrungstraktes gebunden. Viele Giftstoffe, die wir über die Luft aufnehmen, schlucken wir mit dem Nasenschleim ja einfach herunter, vor allem wenn wir rauchen und vornehmlich durch den Mund atmen. Darüber hinaus zerstört gewohnheitsmäßiges Rauchen mit der Zeit den Geruchs- und Geschmackssinn so gut wie vollständig. Wir schmecken nicht mehr wirklich, was wir essen, von der Wahrnehmung feiner Aromen durch die Nase ganz zu schweigen. Nikotin senkt den Appetit und allgemein das Interesse an der sinnlichen Erfahrung bei der Nahrungsaufnahme. Deswegen werden auch unsere Essgewohnheiten sich ändern, wenn wir mit dem Rauchen aufhören. Das ist zudem eine große Chance zur Umstellung auf gesündere Kost, die uns bei der Entgiftung noch zusätzlich unterstützen kann.

Jala Neti leistet den vielleicht wichtigsten Beitrag, gewissermaßen den ersten großen Schub, der uns weiterbringt, wenn wir mit dem Rauchen aufhören wollen. Seine Wirkung geht weit über die Reinigung der Nase und Nasenschleimhäute und des Rachens hinaus. Wie schon mehrfach betont, fördert es die gleichmäßige Atmung durch beide Nasenöffnungen und damit ein stabileres Gleichgewicht im feinstofflichen Energiesystem des Körpers, welches dann indirekt das sympathische und parasympathische

Nervensystem ausgleichend und kräftigend beeinflusst. Wenn wir *Jala Neti* ausschließlich unter seinem oberflächlichsten Aspekt der äußeren Körperpflege betrachten, vergessen wir die Feinsinnigkeit und Komplexität aller im Yoga gebräuchlichen Techniken, die niemals nur ein Ziel oder einen Zweck verfolgen, sondern immer ganzheitlich und vielschichtig wirken, zum Beispiel im Falle der Nasenspülung auch auf die subtile Verbindung zwischen Geruchsnerven und Elektroimpulsen im Gehirn. Durch seine Einwirkung auf das Nervensystem beeinflusst *Jala Neti* selbstverständlich indirekt dann auch das Hormonsystem und damit die psychologischen Muster, die sich wiederum als gewohnheitsmäßige Einstellungen und Handlungen manifestieren. Da stehen wir am Spülbecken und denken, dass wir nur unsere Nasenschleimhäute spülen. Weit gefehlt, denn wir massieren über mehrere Zwischenstationen damit subtil auch unsere liebe Psyche und bereiten die Grundlage für größere geistig-seelische Harmonie.

In der Nase selbst leistet die Spülung auch wesentlich mehr als nur das Offensichtliche, nämlich die Wiederbelebung unseres Geruchssinns und die Reinigung der Nase und ihrer Nebenhöhlen von Verkrustungen und mit Krankheitskeimen belastetem Schleim. Darüber hinaus reinigt sie nämlich auch die feinen Kapillargefäße. Diese leiten die Gase im Blut an das Gehirn weiter, das sie dann mit jedem Atemzug analysiert. Reine Kapillargefäße in der Nase, das ist gleichbedeutend mit einem gesunden Geruchssinn, der alle Düfte und Gerüche auf einige Entfernung wahrnehmen und zur Analyse an das Gehirn weiterleiten kann. Direkt im Naseninneren aufgenommene Geruchsbotschaften werden selbstverständlich noch wesentlich intensiver erfahren und infolgedessen auch eine viel heftigere Reaktion im Gehirn bewirken. Dies ist ein wichtiger Gesichtspunkt, weil wir diesen Sicherungsmechanismus des Körpers beim Rauchen ja umgehen, indem wir den giftigen Zigarettenqualm durch den Mund inhalieren.

Stellen wir uns deshalb einmal vor, was geschehen würde, sollten wir den Versuch unternehmen, uns den Zigarettenfilter direkt in ein Nasenloch zu schieben und dann durch die Nase zu rauchen. Heftig wehren würde sich das Gehirn und mit ihm der ganze Körper. Uns würde mit Sicherheit stark schwindlig. Wahrscheinlich müssten wir uns zudem erbrechen. Auch dass wir ohnmächtig umkippen liegt durchaus im Bereich der möglichen natürlichen Abwehrreaktionen des Körpers, der sich gegen den direkten Kontakt mit dem Giftcocktail aus der Zigarette über die Nase zum Gehirn vehement zur Wehr setzen würde. Diese Abwehrmechanismen werden jedoch umgangen, weil man die Zigarette in den Mund steckt und den Giftcocktail infolgedessen durch den Mund inhaliert.

Jala Neti stärkt die Abwehrmechanismen. Der Raucher bleibt so lange körperlich nikotinabhängig, wie sein Gehirn die in der Zigarette enthaltenen Substanzen als normalen Bestandteil des Stoffwechsels behandelt und demnach zur Aufrechterhaltung des gewohnten Gleichgewichts braucht. Eine saubere Nase sendet jedoch eine ganz andere Botschaft zum Gehirn. Sie schätzt die saubere Luft wesentlich mehr. Bei Tabakqualm meldet sie dem Gehirn: *„Das stinkt und ist eklig.“* Der Raucher verliert das Interesse, weil sein Gehirn ihm unmissverständlich mitteilt, dass der Körper den Qualm als abstoßend empfindet. So erklärt es sich auch, dass Menschen, die früher einmal selbst stark geraucht haben, auf Zigarettenrauch besonders allergisch reagieren. Nach Neuprogrammierung des Gehirns entspricht die Ekelreaktion in ihrer Heftigkeit häufig der Intensität der früheren Sucht. So süchtig wir nach der Zigarette waren, so scheußlich empfinden wir nun den Gestank, den wir früher nicht einmal wahrgenommen haben.

Der gut entwickelte Geruchssinn ist also ein wichtiger Abwehrmechanismus des Körpers. Wer darüber verfügt, wird sich sehr viel besser gegen die Inhalation schädlicher Substanzen wappnen können, und zwar einfach deshalb, weil der Körper sie nicht haben will und uns das auch laut und deutlich sagt. Der Körper ist nun einmal so eingerichtet, dass wir feste Stoffe und Flüssigkeiten durch den Mund und Gase durch die Nase aufnehmen sollen.

Bestimmte tibetische und taoistische Körperübungen setzen diese naturgegebene Gesetzmäßigkeit zwar zeitweilig außer Kraft, aber eben nur für die Dauer der Übungen selbst und nicht generell. Die Arbeitsteilung von Mund und Nase sorgt dafür, dass die natürliche Abwehr des Körpers gegen schädliche Fremdstoffe optimal funktioniert. Indem wir beim Rauchen die natürliche Ordnung durch Mundinhalation umgehen, setzen wir den körpereigenen Selbstschutz außer Kraft. Das ist auch einer der Gründe, warum es den meisten so schwer fällt, das Rauchen aufzugeben, weil die körpereigene Schutzreaktion nicht automatisch einsetzen kann. Das Gehirn kann nichts tun, keine Reaktion bewirken, weil die Voraussetzung dafür fehlt, denn es hat keine Schadensmeldung empfangen. Wenn wir jedoch durch regelmäßiges *Jala Neti* wieder über einen geschärften Geruchssinn verfügen, wird dieser uns sagen, dass der Körper den blauen Dunst verabscheut wie jedes andere Gift.

Psychische Aspekte der Sucht

Nicht nur der Körper kann durch Gewöhnung an bestimmte Substanzen süchtig werden. Süchtig werden kann auch die Seele durch Gewöhnung an bestimmte Verhaltensweisen, die schließlich zum Muster erstarren, das sich hartnäckig gegen jede Veränderung wehrt. Es ist einfach zum „Normalfall" geworden, auch wenn es mit Normalität im Sinne seelischer Gesundheit nichts zu tun hat. Raucherverhalten entwickelt sich unter den spezifischen Bedingungen eines bestimmten Umfelds. Man raucht, weil man noch blutjung ist und unbedingt „cool" sein oder einem bestimmten Image entsprechen möchte. Man raucht, weil andere es tun. Man raucht aus Nervosität, Angst, Stress, dem Gefühl innerer Schwäche, die man meint überspielen und übertünchen zu müssen. Man raucht aus einem bestimmten Lebensgefühl heraus und weil man sich in ein bestimmtes Sozialgefüge gepresst fühlt. Deswegen hilft es im Allgemeinen wenig, nur das Rauchen aufzugeben ohne unterstützende Maßnahmen in Bezug auf Lebensgefühl, Lebensgewohnheiten und Freundes- und Kollegenkreis.

Sich selbst oder einem anderen in autoritärem Stil das Rauchen quasi zu verbieten stellt nur eine weitere Entmachtung dar – über die Selbstentmachtung hinaus, die wir uns durch unser Suchtverhalten selbst antun. Verbote bringen nichts. Der beste Beweis dafür ist die Fruchtlosigkeit der Strafandrohungen per Gesetz, in einigen Ländern zum Beispiel Todesstrafe bei Mord – mit dem Ergebnis, dass dort wesentlich mehr Morde passieren als in den Ländern ohne Todesstrafe. Nur Hilfe und Unterstützung bei der Selbsterziehung können helfen.

Deswegen wollen wir weder uns selbst noch anderen das Rauchen verbieten. Mehr wird es uns helfen, wenn wir stattdessen unseren von der Meinung anderer unabhängigen Selbstwert entdecken. Der Yoga-Weg – und *Jala Neti* als ein Aspekt dieses Weges – hilft auch hierbei, denn er zielt auf Eigenverantwortung und stärkt eine gesunde Individualität. Durch regelmäßige Praxis lernen wir nach gewisser Zeit, selbst unter großem Druck und bei hoher Belastung noch so zu agieren und zu handeln, dass wir es vor uns selbst und anderen mit gutem Gewissen verantworten können. Wir entspannen uns und begegnen uns selbst und den Menschen und Ereignissen in unserem Leben eher mit einer Art meditativen Toleranz und Klarheit, wodurch wir Unsicherheit und neurotisches Verhalten gewaltfrei auflösen. Wir stellen uns unseren Herausforderungen und stecken den Kopf nicht länger in den Sand, indem wir Sonnen- und Schattenseiten bewusst wahrnehmen und fühlen. Das genügt. Wir brauchen unsere Neurose und unseren Schatten weder zu hassen noch zu bekämpfen. Sie schmelzen im Licht sanfter Bewusstheit ohnehin in sich zusammen.

Einfache wie fortgeschrittene Formen der *Neti*-Praxis beeinflussen Zirbel- und Hirnanhangdrüse positiv. Im Yoga weiß man schon seit alters her, dass das reibungslose Funktionieren dieser beiden kleinen endokrinen Drüsen die Voraussetzung für einen klaren Geist und ein harmonisches Seelenleben ist. Geistig-seelische Verhärtungen werden weggespült wie der verkrustete Schleim in den Gängen und Nebenhöhlen der Nase. Natürlich lässt sich die psychische Wirkung nur schwer beschreiben. Dann behilft man sich mit Allgemeinplätzen und sagt: *„Ich fühle mich eben ganz allgemein besser.“* Oder: *„Jetzt weiß ich endlich, wo ich früher blockiert war.“* Obwohl im Ausdruck ein wenig nebulös, sind diese Aussagen für den Einzelnen mit eindeutigen Erfahrungen verbunden, die gefühlt und integriert wurden. Außerdem verweisen sie auf eine wache Auffassungsgabe und Intuition. Man hat ein besseres Gespür für das eigene Leben bekommen und kann deswegen klarer unterscheiden, vernünftiger entscheiden, bestimmter auftreten und in Gegenwart und Zukunft das Machbare und Mögliche besser vorausahnen. All dies sind Zeichen einer gesunden, in sich gefestigten Persönlichkeit. Dort findet Suchtverhalten keine Nistplätze. Schlechte Gewohnheiten können sich gar nicht erst breit machen. Und fanatisch wird man dadurch auch nicht. Wenn andere unbedingt rauchen müssen, bitte. Ich muss mir keine anstecken, um ihnen Gesellschaft zu leisten. Ebenso wenig muss ich meckernd und moralisch entrüstet die Runde unter Protest ob der Dummheit des Rauchens verlassen. Wenn mich der Qualm stört, gehe ich ohne Getöse. Wenn es mir gefällt, bleibe ich. Aber mitrauchen, nur weil andere es tun, das brauche ich auf keinen Fall.

EXPERIMENT 5

Der Prozess der Bewusstwerdung

Schritt 1: Erste Einsicht
Ich habe ein Problem: Ich bin Raucher. Ich weiß außerdem, nicht das Rauchen ist das Problem, sondern allein die Tatsache, dass *ich der Raucher bin* und mich damit selbst zerstöre. Infolgedessen will ich die Lösung in mir selbst suchen und nicht anderswo. Meine Aufgabe ist nicht, das Rauchen aufzugeben. Meine Aufgabe ist, die Ursachen in mir zu befreien, die mich Tag für Tag zum Raucher machen.

Schritt 2: Selbst-Motivierung
Ich erkenne, was Rauchen für mich bedeutet, und sehe klar und deutlich die Folgen für mein Leben. Wenn ich den Raucher in mir nicht aufgebe, werde ich mich mit großer Wahrscheinlichkeit zu Tode rauchen. Die Erkenntnis der schrecklichen Folgen bestärkt mich in der Suche nach der Lösung in mir selbst. Ich weiß, dass ich mich selbst zerstöre, und deswegen will ich einmal wirklich fühlen, welche Anteile und in mir verborgenen Aspekte mich zu solcher Selbstzerstörung treiben.

Schritt 3: Geduldiges Warten
Ich bin bereit, die Ursachen für mein Rauchen zu fühlen. Ich lade diese Ursachen ein, sich mir zu offenbaren, so dass ich sie ungehindert fühlen kann. Dazu lasse ich mir alle Zeit, die es braucht. Ich hetze mich nicht, will nichts erzwingen, sondern warte aufnahmebereit. Ursachen für mein Rauchen kann es viele geben, im Lebensstil und in der nahen und fernen Vergangenheit, in kleinen und großen traumatischen Erlebnissen. Sie werden sich mir offenbaren und ich werde sie fühlen.

Schritt 4: Fühlen
Wenn ich spüre, dass eine der Ursachen sich mir offenbart, fühle ich in mich hinein und stelle fest, welche Gefühle dies in mir auslöst. Ich fühle diese Gefühle klar und deutlich, in allen Einzelheiten. Es ist wie eine Art Rückführung, denn tatsächlich gehe ich völlig in diesen Gefühlen auf und lasse sie auf mich wirken, leiste auch keinen Widerstand, wenn die Gefühle wehtun. Darüber hinaus tue ich nichts. Ich lasse kommen, was will, und steuere den Prozess nicht künstlich.

Schritt 5: Loslassen
Indem ich mich ganz dem Fühlen überlasse, ohne äußere Kontrolle durch mein Ich, wird mir spontan bewusst, dass alle Gefühle einen Anfang, eine Mitte und ein Ende haben. Sie tauchen auf, erreichen einen Höhepunkt und lassen nach, auch wenn es zwischendurch einige Male auf und ab gehen mag. Während sie gegenwärtig sind, fühle ich sie und überlasse mich ihnen. Wenn sie schwächer werden, lasse ich auch dies geschehen. Ich lasse sie ziehen. Ich lasse sie los.

Schritt 6: Integration
Ich muss zu dieser Integration nicht durch bewusste Anstrengung beitragen. Wenn der ganze Prozess von Schritt 1 bis Schritt 5 bewusst vielfach spontan durchlaufen wird, werden durch ihn vergessene und verdrängte Persönlichkeitsanteile ins Bewusstsein gehoben. Zu diesem Zweck brauche ich mich nicht bei ihnen aufzuhalten. Ich muss sie mir nicht merken. Viel wichtiger ist, dass ich den Prozess immer wieder durchlaufe, mich in meiner Einsicht bestärke, meine Motivation verstärke und dann den Gefühlen ihren Lauf lasse, sie kommen und gehen lasse, wie sie wollen – und sie dabei fühle.

Dieser Prozess ist keine Übung oder systematische Ursachenforschung in dem Sinne, dass wir uns zu einem bestimmten Zeitpunkt hinsetzen und sie formal durchführen sollen. Besser ist, sich die Schritte mehrfach durchzulesen und sich dann irgendwie daran zu erinnern. Gelegentlich am Tage oder in der Nacht taucht dann vielleicht ein Gedanke oder ein Erinnerungssplitter auf, der ein neues Licht auf Ihr Bedürfnis zu rauchen wirft. Ein Bild, ein Gefühl, eine Emotion. Nehmen Sie diese wahr und lassen Sie sie ziehen. Wie schon mehrfach betont, geht es hier nicht darum, die Ursache nur einmal klipp und klar zu erkennen, damit Sie die Folgen dieser Ursache wie mit dem Skalpell durchschneiden können. Das wäre sehr mechanistisch gedacht. In diesem Fall wollen Sie Ihre Erkenntnis aber nicht willentlich und willkürlich steuern. Stattdessen wollen Sie sich Ihrer Erkenntnis überlassen. Die Erkenntnis ist nicht das Mittel zu *Ihrem* Zweck (mit anderen Worten, zum Zweck des Ego); vielmehr gestatten Sie sich und ihr selbst, das Mittel der Erkenntnis zu werden, sich von unheilsamen und zerstörerischen Aspekten zu befreien – sie einfach fallen zu lassen wie eine reife Frucht, die ohne Anstrengung vom Baum fällt. Sie ermöglichen Ihrer Erkenntnis, Sie sanft und schrittweise zu verändern, nach keinem bestimmten Plan, schon gar nicht einem vorgegebenen Zeitplan.

KAPITEL 8

Körper- und Geisteshygiene im Yoga

Wasser nährt und erhält sowohl den Körper als auch den Geist. Darum heißt es, es sei das erste unter den Elementen, denn es läutert und erhebt den Menschen aus dem Weltlichen ins Transzendente. Der Weise macht weisen Gebrauch davon. Er schätzt Gebirgswasser, Quellwasser und Regenwasser als die edelsten aller Flüssigkeiten.

GARUDA PURANA

Wir haben uns in den ersten sieben Kapiteln dieses Buches ausschließlich auf die erste und einleitende Stufe der Nasenspülung beschränkt und damit einen Einblick in einen sehr kleinen Ausschnitt der Tradition vermittelt. Diese Beschränkung erschien sinnvoll, weil es sich aus praktischen Gründen empfiehlt, eine Sache gründlich zu verstehen und anzuwenden, als viele Sachen misszuverstehen und infolgedessen falsch zu machen. Inzwischen haben Sie eine klare Vorstellung von der Praxis gewonnen und *Jala Neti* wahrscheinlich auch schon ausprobiert, so dass zusätzliche Informationen willkommen sind.

Neben *Jala Neti* gibt es nicht nur zwei fortgeschrittene Formen der Nasenspülung; überdies gehören die *Neti*-Varianten auch zu der Gruppe der so genannten *Shatkarmas*, den „6 Reinigungen" (*Shat* = 6). Sie sind für den Yoga, was für den Ayurveda die *Pancha Karma* Behandlungen (oder „5 Methoden der Entschlackung"; *Pancha* = 5) sind. Wie alle Yoga-Übungen, so verfolgen auch die *Shatkarmas* einen vielschichtigen Zweck. Vereinfachend können wir feststellen, dass sie den Körper entgiften und ihn damit widerstandsfähiger und gesünder machen. Darüber hinaus stellen sie die Grundlage für eine spirituelle Weiterentwicklung bereit, indem sie Körper wie Geist für feinere Energien aufnahmebereit machen und durch fortwährende Verfeinerung schließlich verwandeln.

Die 6 Reinigungen sind:

1. *Neti* – die drei Stufen der Praxis zur Nasenspülung
2. *Dhauti* – die Entschlackung des Darmes durch das Feuer- und das Wasserelement
3. *Nauli* – eine Reihe von Techniken zur Massage der Organe der Bauchhöhle
4. *Basti* – Einläufe zur Reinigung des Dickdarms
5. *Kapalbhati* – wörtlich übersetzt die „Schädelpolitur", also Techniken zur Ausgleichung und Aktivierung beider Hälften des Vorderhirns, die aber, wie die wörtliche Übersetzung vermuten lassen könnte, nichts mit Gewaltanwendung oder Kahlrasur zu tun haben
6. *Trataka* – Meditationen zur Stärkung von Intuition und Konzentration

Alle diese Disziplinen werden Ihnen bei entsprechender Anleitung durch einen Yogalehrer sehr viel mehr bringen als durch das bloße Lesen eines Buches, einfache *Trataka*-Meditationen vielleicht ausgenommen. Für *Dhauti*, *Nauli*, *Basti* und *Kapalbhati* sind einfach zu viele Einzelheiten zu beachten, die wir nur durch eigene Erfahrung wirklich lernen und dann fachkundig und gefahrlos weitergeben können.

An die fortgeschrittenen Stufen der Nasenspülung sollten wir uns erst wagen, nachdem wir Stufe 1 gemeistert haben und ohne Schwierigkeiten fehlerfrei ausführen können. Bei den Techniken von Stufe 2 und 3 fließt das Wasser dann tatsächlich durch alle Nasenhöhlen bis in den Rachenraum und von dort durch den Mund wieder nach außen. Auf seinem längeren Weg sorgt es für eine gründlichere Reinigung des gesamten Bereiches von Nase und Rachen. Bei richtiger Durchführung ist auch diese weitgehende Form von *Jala Neti* frei von allen negativen Nebenwirkungen. Sie löst weder Unbehagen aus noch schädigt sie in irgendeiner Form die Nase oder ihre viel verzweigten Nebenhöhlen.

Im Idealfall fließt überhaupt kein Wasser in die Passagen der Nebenhöhlen oder gar in die Ohrtrompete. Dies kann jedoch durchaus geschehen, vor allem wenn man bei der Nasenspülung die Atmung falsch koordiniert oder sich beim Trocknen zu heftig schnäuzt. Es dauert jedoch nicht lange, dann ist die Sache wieder behoben. Lufttrocknung beseitigt im Allgemeinen sehr rasch jedes zurückgebliebene Tröpfchen. Schlimmstenfalls wird das für einen Moment als störend empfunden. Gefahr für die Gesundheit besteht keine, es sei denn, dass die Wassertröpfchen Infektionskeime beinhalten und absetzen. Dies ist jedoch kaum wahrscheinlich, wenn man die klaren Anweisungen der Yogamethode des *Jala Neti* befolgt.

Fortgeschrittene Stufen der Nasenspülung

Für die zweite Stufe von *Jala Neti* gibt es einen Fachbegriff. Im Yoga heißt sie *Vyutkrama Kapalbhati*. Dabei ziehen wir das Wasser sanft nach hinten, während es durch die Nase läuft. Es fließt in den Rachen und wir spucken es aus. Das ist keineswegs gefährlich, aber wir sollten unbedingt darauf achten, dass wir das Wasser nicht herunterschlucken. Vor dem *Vyutkrama Kapalbhati* leeren wir zur Vorbereitung zuerst ein Kännchen und führen die gewöhnliche *Jala Neti* Nasenspülung der ersten Stufe durch. Dann gehen wir mit dem zweiten Kännchen zur zweiten Stufe der Nasenspülung über. In diesem Fall ist es auch nicht nötig, dass wir zwischen der Durchführung der ersten und zweiten Stufe unsere Nase sorgfältig trocknen. Nach Abschluss der zweiten Stufe ist das sorgfältige Nasentrocknen dann jedoch unbedingt erforderlich, weil die doppelte Menge Wasser durch die Nasenlöcher geflossen ist und Rückstände zu Reizungen führen können. *Vyutkrama Kapalbhati Neti* trägt vor allem zur Säuberung und Öffnung der hinteren Nebenhöhlen bei, die von der ersten Stufe nicht berührt werden. Es ist deswegen ein besonders wirkungsvolles Mittel gegen alle Arten von Nebenhöhlenentzündungen, gegen chronisches Schnarchen, chronischen Katarrh, Schilddrüsenbeschwerden, Husten und andere Halsbeschwerden.

Die dritte Stufe ist noch ein bisschen schwieriger zu meistern. Die traditionellen Yoga-Texte bezeichnen sie als *Shitakrama Kapalbhati Neti*. Hierbei wird das Salzwasser in den Mund genommen und durch die Nase ausgeschnäuzt. Das ist am Anfang gar nicht so leicht und mag sich auch nicht besonders angenehm anfühlen. Wirkung und Nutzen gleichen denen der anderen Spielarten der Nasenspülung, sind aber potenziert. Auch an *Shitakrama Kapalbhati Neti* tastet man sich am besten schrittweise heran. Das heißt, man führt zuerst eine Nasenspülung der ersten Stufe durch, dann eine weitere der zweiten Stufe, bevor man sich schließlich an die eigentliche dritte Stufe heranwagt. Es ist wiederum streng auf das sorgfältige Trocknen der Nase hinterher zu achten. Auch *Shitakrama Kapalbhati Neti* sollten wir anfänglich nur im Beisein und unter Aufsicht unseres Yogalehrers üben, bis wir den Bogen heraus haben.

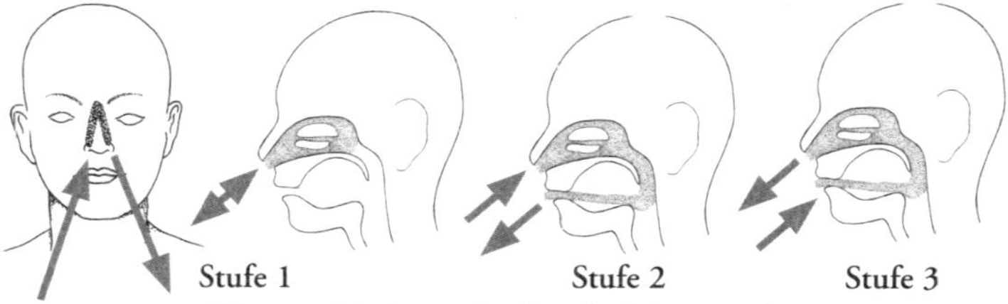

Die verschiedenen Stufen der Nasenspülung

Nasenspülung mit anderen Hilfsmitteln

Salzwasser ist zwar das gebräuchlichste und eigentlich ideale Mittel für die Nasenspülung; die alten Texte kennen aber auch noch andere Methoden, die in besonderen Fällen zur Anwendung kommen können.

1. *Dudgha Neti* ist die Nasenspülung mit Milch. Sie ist traditionell bei häufigem Nasenbluten angezeigt und kann sich außerdem als hilfreich erweisen, wenn Salzwasser im Individualfall die Nasenschleimhäute zu sehr reizt. Auch in anderen Situationen kann sie Wirkung zeigen. Zum Beispiel mag es sein, dass sich nach dem Polieren oder Schmirgeln von Gips oder Glasfaserflächen besonders viele Staubpartikel und Chemikalien in der Nase abgesetzt haben, die nun entfernt werden müssen. In diesen und ähnlichen Fällen können die Nasenschleimhäute besonders empfindlich und gereizt sein, und eine Nasenspülung mit Milch wird Abhilfe schaffen. Am besten führen Sie *Dudgha Neti* im Anschluss an eine gewöhnliche Nasenspülung mit Salzwasser durch. Außerdem braucht die Milch nicht durch ein Nasenloch herein- und durch das andere herauszufließen. Es reicht, wenn Sie die Milch durch die Nasenlöcher einziehen und dann sofort ausschnäuzen. Einmal auf jeder Seite genügt. Bevor Sie dies tun, sollten Sie ihre spezifischen Beschwerden jedoch mit einem qualifizierten Experten besprechen. Auch sollten Sie die Spülung mit Milch auf keinen Fall zu häufig vornehmen.

2. *Sutra Neti* ist Nasenreinigung mit einem Baumwollfaden. Sie öffnet die Nasengänge wie keine andere Methode. Man kann sie mit einem Baumwollfaden oder Gummikatheter durchführen, der durch ein Nasenloch hinein- und durch den Mund herausgezogen wird. Dann bewegt man den Faden für einige Augenblicke ganz sacht und behutsam vor und zurück und

zieht ihn schließlich aus dem Mund vollständig heraus. Dann wird derselbe Vorgang durch das andere Nasenloch wiederholt. Mit etwas Übung können Sie den Faden sogar durch ein Nasenloch hinein- und durch das andere herausziehen. *Sutra Neti* ist eine hochwirksame Technik und vor allem auch dann empfehlenswert, wenn Sie nach einiger Zeit der regelmäßigen Nasenspülung feststellen, dass ein Nasenloch grundsätzlich verstopfter bleibt als das andere. Das mag zum Beispiel an einer Knorpelbildung liegen, welche die Nasenpassage verengt. In diesem Fall kann *Sutra Neti* sich als Alternative zum kleinen operativen Eingriff anbieten. Zu empfehlen ist allerdings, dass Sie vorher längere Zeit die drei Stufen der Nasenspülung mit Salzwasser ausprobieren, sich danach von einem Hals-Nasen-Ohren-Arzt gründlich untersuchen lassen, um den exakten Grund für die Blockade zu ermitteln, und sich erst dann auf die Nasenreinigung mit dem Baumwollfaden einlassen. Die Anleitung eines erfahrenen Experten ist hierfür in jedem Falle unerlässlich. *Sutra Neti* sollten Sie nicht leichtfertig und unbeaufsichtigt auf gut Glück ausprobieren.

3. *Svamutra Neti* ist die Nasenspülung mit dem eigenen Urin. Das hört sich zunächst für unsere Ohren vielleicht eklig an, jedoch gibt es auch hierfür gute Gründe, die wir aber nur kurz erläutern wollen. Die Heilung mit dem eigenen Urin ist im Yoga ein komplexer Aspekt der Körperpflege und Krankheitsvorbeugung. Sie ist gewissermaßen ein Wissenszweig für sich, mit dem sich viele alte Texte ausführlich und in großem Detail befassen. Grundsätzlich funktioniert *Svamutra Neti* nach demselben Prinzip wie die Homöopathie, die ja davon ausgeht, „dass Gleiches durch die Einnahme von Gleichem" zu heilen sei. Alle Abfallprodukte des Stoffwechsels, wie beispielsweise Urin, enthalten Spuren von Substanzen, die uns einen guten Hinweis auf die innere Gesundheit des Körpers vermitteln können. Beim *Svamutra Neti* wirkt der Geruch und Geschmack

des Urins wie ein Biofeedback-Mechanismus auf das Gehirn. Die gewonnenen Sinneseindrücke regen das Gehirn dazu an, dass es den Stoffwechsel allmählich neu programmiert und die Herstellung giftiger Ausscheidungsprodukte reduziert. Durch diesen Vorgang wird der Verlauf vieler Krankheiten positiv zur Heilung hin beeinflusst. Wer *Svamutra Neti* erlernt, wird seine Ernährung daraufhin umstellen wollen. Auch wird die Abneigung gegen den eigenen Urin allmählich abgebaut. Man fängt einfach mit durch Wasser verdünnten Lösungen an, bevor man den Urin in unverdünnter Form gebraucht.

EXPERIMENT 6

Sanftes allumfassendes Schauen

1. Sitzen Sie locker aufrecht und ganz entspannt draußen in der Natur, am besten an einem Ort, wo das Gesichtsfeld weit und das Panorama inspirierend ist.
2. Richten Sie Ihre Aufmerksamkeit jetzt auf das am weitesten entfernte Objekt in Ihrem Gesichtskreis.
3. Lassen Sie Ihre Augen sich überkreuzen, so dass Ihr Gesichtsfeld verschwimmt und Sie alles doppelt sehen.
4. Öffnen Sie sich einer vollkommenen Panoramabewusstheit. Sie nehmen alle Erscheinungen in Ihrem Gesichtsfeld wahr, ohne sich auf eine bestimmte Erscheinung zu konzentrieren.
5. Lassen Sie in Ihren Augen ein sanftes Lächeln sich bilden. Ja, Ihre Augen lächeln tatsächlich, ohne dass Ihr Mund sich zu

einem falschen Grinsen verzerrt. Das Lächeln ist nur in den Augen.

6. Gestatten Sie Ihren Augen, sich vollkommen zu entspannen, und versuchen Sie nicht zu beeinflussen, was Ihre Augen wahrnehmen. Lassen Sie alle Wahrnehmungen ganz spontan auf Sie zukommen.
7. Geben Sie sich dieser Art des Wahrnehmens eine Weile vorbehaltlos hin.
8. Wenn Sie den richtigen Zeitpunkt kommen fühlen, kehren Sie einfach zum normalen Wahrnehmungsmodus zurück, wobei Sie vielleicht auch weiterhin sanft in die Welt und auf die Menschen blicken.

Mit der vollkommenen Entspannung Ihrer Augen entspannt sich auch Ihr Geist. Das Lächeln lockert Ihre Gesichtsmuskeln und Ihre Alltagsmaske und Pose. Indem Sie nichts Bestimmtes wollen, öffnet sich Ihnen alles. Sie konzentrieren sich auf nichts und alles kommt zu Ihnen.

Das pharmakologische Tor zum Gehirn: Die Behandlung der Nase mit medizinischen Wirkstoffen

Aus der Erde kamen Kräuter.
Aus den Kräutern kam der Same,
der den Menschen das Leben gab.

TAITTIRIYA UPANISCHADE

Die Nase stellt also nicht nur das Tor zum Gehirn dar, sondern sie ist, weil Atem, Prana und Geist untrennbar miteinander verwoben sind, auf der physischen Ebene auch die Pforte des Bewusstseins. Deswegen lassen sich über die Nase der Prana und infolgedessen auch die höheren Hirnfunktionen der Sinneswahrnehmung und Motorik beeinflussen. Der Ayurveda hat sich diese Zusammenhänge schon seit langem praktisch nutzbar gemacht und die entsprechende Einsicht in die therapeutischen Möglichkeiten durch die Nase in einem Aphorismus treffend summiert: *„Die Nase ist für alle geeigneten Medikamente der direkte Weg zum Kopf.“*

Zum *Pancha Karma* des Ayurveda gehört folgerichtig das *Nasya Karma*, die Einführung von medizinischen Wirkstoffen in die Nase. Man wendet *Nasya Karma* vor allem dann an, wenn die *Doshas* in der Kopfregion ausgeglichen werden sollen oder ebendort kontaminierte *Doshas* zu neutralisieren sind. Es ist besonders geeignet für Krankheiten an Organen oder in Bereichen oberhalb der Schlüsselbeine (also im Hals, am Kopf, an den Augen, an und in den Ohren, in der Nase und an den Zähnen), aber auch für allgemeine Erschöpfungszustände und für Nervenleiden sowie als Prophylaxe zur Kräftigung aller vitalen Funktionen. Wie das einfachere *Jala Neti* erfreut sich diese letztere Spielart des vorbeugenden *Nasya Karma* besonders großer Popularität.

Pancha Karma

Im komplexen System der Gesundheitsvorsorge des Ayurveda gehört *Pancha Karma* zu den reinigenden und entgiftenden Therapieansätzen, auch *Shodhana Chikitsa* genannt. Dies ist im Allgemeinen der zentrale Behandlungsansatz, der das Problem des Ungleichgewichts der Körperenergien an der Wurzel packt und die Harmonie der drei *Doshas* wiederherstellt. Damit ist *Pancha Karma* das Herz jeder Ayurveda-Therapie.

Das beliebteste Anwendungsgebiet des *Pancha Karma* liegt jedoch in der Krankheitsvorbeugung. Vor allem regelmäßige Kuren in gewissen Abständen wirken aufbauend, verjüngend und tonisierend. Sie wecken die Lebensgeister und stärken die Lebenskräfte.

Der Begriff *Pancha Karma* verweist auf fünf verschiedene Ansätze oder Methoden der Reinigung, denn *Pancha* bedeutet „fünf" und *Pancha Karma* soviel wie „fünf Aktivitäten". Diese fünf sind:

1. *Vamana Karma* – Therapie mittels Erbrechen
2. *Virechana Karma* – Purgiertherapie
3. *Basti Karma* – Einlauftherapie
4. *Nasya Karma* – Entgiftung des Körpers durch die Nase
5. *Rakta Moksha Karma* – Entgiftung des Blutes

In der *Sushruta Samhita*, einem der zwei grundlegenden Lehrbücher des Ayurveda (das andere ist die *Charaka Samhita*), ist der Ansatz der fünf reinigenden Aktivitäten des *Pancha Karma* an einer Stelle kurz und treffend zusammengefasst: „*Pancha Karma verfolgt vier Ziele. Es wird 1. das harmonische Zusammenspiel und Gleichgewicht der Doshas erhalten; 2. überaktive und dominante Doshas mindern; 3. pathologische Doshas ruhig stellen; und 4. verbrauchte Doshas ausscheiden.*"

Nasya Karma

Der traditionelle Vaidya- oder Ayurveda-Arzt greift vor allem bei der Behandlung von Sinusitis, Halsentzündungen und Tonsillitis, von Ohrenkrankheiten, Schlafstörungen und sogar schweren Formen der Geisteskrankheit auf diese Methode zurück, wobei natürlich jeweils andere medizinische Wirkstoffe zum Einsatz kommen. Die traditionelle Sanskrit-Bezeichnung für das therapeutische *Nasya Karma* ist *Shiro Virechana,* die „Entschlackung oder Reinigung der *Doshas* am Kopf". Dabei kommen nicht nur Heilöle zum Einsatz, sondern auch bestimmte Tierfette, Pulver, breiige Massen, Absude und mit medizinischen Wirkstoffen versetzte Alkohollösungen. Zu den häufig indizierten Pflanzenwirkstoffen zählen Ingwer, *Pippali*, schwarzer Pfeffer, Kalmus, Stinkasant und *Amla.*

Die klassischen Schriften unterschieden zwischen drei besonderen Formen des *Nasya Karma,* nämlich *Virechana Nasya Karma*, *Brmhana Nasya Karma* und *Shamana Nasya Karma.* Beim *Virechana Nasya Karma* kommen frisch gepresste Pflanzenextrakte zur Anwendung, zum Beispiel einige Tropfen Knoblauchsaft oder Ingwersaft, mit Honig und Salz vermischt. Manchmal werden auch Pulver benutzt, die mit einem kleinen Trichter in die Nasenlöcher geblasen werden. Diese Form der Behandlung ist besonders intensiv, weil das Pulver wesentlich mehr von dem beeinträchtigten *Dosha* zu absorbieren vermag. *Virechana Nasya Karma* ist vor allem indiziert bei Kopfschmerzen, Bindehautentzündung, Halskrankheiten, Schwellungen im Gesicht, geschwollenen Drüsen, Lepra, allgemeinen Erschöpfungszuständen, Schlafstörungen und einigen Fieberkrankheiten.

Beim *Brmhana Nasya Karma* kommen aufbauende oder kühlende Substanzen zum Einsatz, also Extrakte und Aufgüsse der Rinde und Blätter verschiedener Bäume, aber in besonderen Fällen auch der Fleischsaft einiger Dschungeltiere und Vogelarten. Mit *Brmhana Nasya Karma* wird hauptsächlich Stimmverlust oder der Verlust des Sprechvermögens behandelt, aber auch zu trockene Nasen- und Rachenschleimhäute, Gesichtslähmung und allgemeine Schwächezustände. Dabei gibt es zwei Arten der Dosierung, die kräftige zur eigentlichen Behandlung von Krankheiten (auch *Marsha* genannt) oder die niedrige Dosierung zur Prophylaxe.

Shamana Nasya Karma ist die dritte Form der reinigenden Behandlung durch die Nase. Gewöhnlich verwendet man hierzu Milch oder Wasser, die mit medizinischen Wirkstoffen angereichert wurden. Der günstigste Zeitpunkt für die Behandlung hängt von dem *Dosha* ab, dessen Ungleichgewicht die Krankheit ausgelöst hat. Die generelle Regel lautet:

- Wenn durch ein Ungleichgewicht der *Kapha*-Energie ausgelöst, wird die Krankheit mit *Shamana Nasya Karma* im Laufe des Morgens behandelt.
- Wenn durch ein Ungleichgewicht der *Pitta*-Energie ausgelöst, wird die Krankheit mit *Shamana Nasya Karma* am Mittag behandelt.
- Wenn durch ein Ungleichgewicht der *Vata*-Energie ausgelöst, wird die Krankheit mit *Shamana Nasya Karma* im Laufe des späten Nachmittags und frühen Abends behandelt.

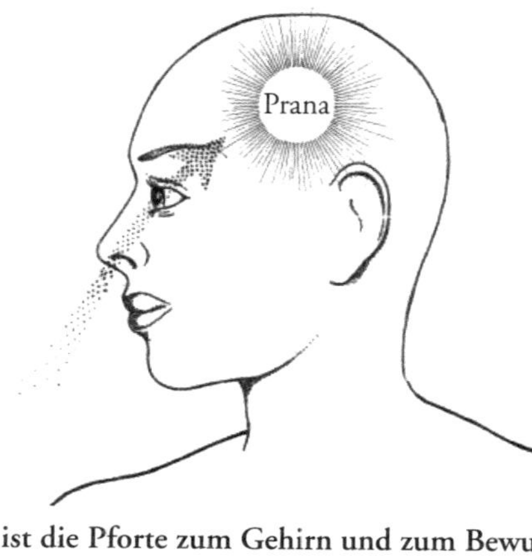

Die Nase ist die Pforte zum Gehirn und zum Bewusstsein

Diese Form des *Nasya Karma* wirkt vor allem beruhigend und lindernd. Sie normalisiert das Zusammenwirken der *Doshas* durch die Beruhigung des beeinträchtigten *Dosha.*

Anzeichen für den Erfolg der Behandlung je nach Befund mit den verschiedenen Formen des *Nasya Karma* sind folgende Reaktionen im Patienten: Die eigentlichen Symptome, die den Anlass zur Behandlung gaben, sind verschwunden. Darüber hinaus fühlt er sich ausgeglichen und körperlich gekräftigt. Der Kopf ist klar und der Kreislauf stabil.

Kleine Behandlungsfehler beim *Nasya Karma* führen gewöhnlich zu einer Störung der *Vata-Energie,* was die Geschmeidigkeit und Feinabstimmung der Sinnesorgane beeinträchtigt. Jede Überbehandlung oder zu hohe Dosierung von Wirkstoffen wird den Kopf schwer und dumpf machen und ein Gefühl leichter Verwirrung oder Desorientierung auslösen.

Soweit eine Übersicht über den Gebrauch von *Nasya Karma* zur therapeutischen Intervention im Krankheitsfall. Es versteht sich von selbst, dass nur ein erfahrener ayurvedischer Arzt eine solche Behandlung vornehmen kann. Die indische Medizin ist kein starres System. Vielmehr gibt es unzählige mögliche Behandlungsvarianten, die im Einzelfall in Frage kommen. Nur ein erfahrener Heilkundiger wird sie nach eingehendem Studium überschauen und anwenden können, wenn angemessen.

Aber es gibt auch eine in Indien sehr populäre Form des *Nasya Karma,* die gewissermaßen zur allgemeinen Hygiene von Körper und Geist gezählt wird und bei vielen zur täglichen Routine gehört. *Nasya Karma* in regelmäßigen Abständen, nach Bedarf auch täglich, wird Körper und Geist mit frischer Energie beleben. Es wird die Sehkraft erhalten helfen und eine geschwächte Sehkraft im Laufe der Zeit bis zu einem gewissen Grad regenerieren. Es wird dafür sorgen, dass die Nase beschwerdefrei bleibt und Geruchs- wie Geschmackssinn weiterhin alles voll differenziert riechen und schmecken können. Es wird Ohren, Trommelfell und Mittelohrkanal gesund und den Gehörsinn optimal erhalten. Das stimmt sogar im übertragenen Sinne, denn in stärkerem Maße noch als seine einfache Spielart des *Jala Neti* stärkt *Nasya Karma* die Intuition, macht uns also gewissermaßen „hellhörig". Klassische Texte und unzählige Erfahrungsberichte stellen übereinstimmend fest, dass *Nasya Karma* mit bestimmten Wirkstoffen vor frühzeitigem Ergrauen der Haare schützt und auch in fortgeschrittenem Alter noch für gesunden, kräftigen Haarwuchs sorgt. Die übergreifende Wirkung des regelmäßigen *Nasya Karma* besteht also darin, dass es alle Alterungsprozesse verlangsamt und bis in die hohen Jahre Spannkraft, Vitalität und Lebensfreude schenkt.

Zur allgemeinen Regeneration und Kräftigung bedient man sich häufig eines medizinischen Öls, das in Form von Nasentropfen verabreicht wird. Seine Hauptbestandteile sind die Wirkstoffe von *Jivanti*, Himalaya-Zeder, *Vala*, *Vidam*, *Kamal*, *Salvan*, *Pithvan*, *Nagkeshar* und anderen Kräutern. Dieses Kräuteröl ist in Indien seit Jahrtausenden in Gebrauch. Es weckt und stärkt die Lebensgeister und kräftigt vor allem die Funktion der Sinnesorgane und damit die Sinneswahrnehmung.

Dinge, die Sie zum *Nasya Karma* brauchen

1. eine kleine Keramikschale für das Öl oder den Absud
2. eine kleine Keramikschale für das Massageöl
3. eine Augenpipette, um die Tropfen in die Nasenlöcher zu tröpfeln
4. ein sauberes nasses, heißes Handtuch
5. ein Baumwolltuch

Die Arzneiwirkung beim *Nasya Karma*

- Die Wirkstoffe werden über die Schleimhäute absorbiert und treten dann in den Blutkreislauf ein

- durch die unteren Augenvenen in die venösen Nebenhöhlen des Gehirns
- durch direkte Absorbierung in die Hirn- und Rückenmarksflüssigkeit

Allgemeine Hinweise zur Eigenbehandlung mit *Nasya Karma*

Zur Eigenbehandlung gehört, dass Sie alle nötigen Hilfsmittel beisammen haben und sich über Ihr Vorgehen genau im Klaren sind, damit es im falschen Moment nicht zu störenden Unterbrechungen kommt, die überdies vielleicht den Erfolg Ihres Vorgehens gefährden. Deswegen folgt hier eine genaue Übersicht über den Ablauf Ihrer Eigenbehandlung. Lesen Sie diese mehrmals langsam und gründlich durch, bis Sie sich Ihres weiteren Vorgehens sicher sein können.

1. Vergewissern Sie sich, dass Sie alle nötigen Hilfsmittel griffbereit haben, vor allem die bereits gefüllte *Nasya*-Pipette, das Massageöl sowie das saubere Baumwolltuch und das nasse Handtuch.
2. Lauschen Sie ein paar Augenblicke in sich hinein, lassen Sie alle Hektik ziehen, fühlen Sie Ihren Atem ein- und ausströmen und die sanfte Bewegung von Brust und Bauch, die mit dem Atmen natürlich einhergeht.
3. Wenn Sie das Gefühl haben, dass Sie zur Ruhe gekommen und jetzt wirklich *hier* sind, waschen Sie sich Gesicht und Hände und legen sich dann auf eine Matte oder eine Liege.
4. Schieben Sie eine Kissenrolle von angemessener Höhe und Festigkeit (auch ein fest zusammengerolltes Handtuch ist für diesen Zweck hervorragend geeignet) zur Abstützung unter den Nacken. Auf diese Weise können Sie den Kopf so weit zurücklehnen, wie es Ihnen gerade noch angenehm ist. Der Kopf sollte dabei so weit nach hinten geneigt sein, dass die Nasenöffnung geradewegs zur Zimmerdecke weist.

5. Gießen Sie sorgfältig eine geringe Menge Massageöl auf Ihre Hände und verteilen es über das ganze Gesicht.
6. Massieren Sie ein wenig sorgfältiger und kräftiger den Bereich um Nase und Augen.
7. Üben Sie mit dem Daumen entlang den Seiten der Nase und über den Nebenhöhlen festen Druck aus, wie bei einer Reflexzonenmassage.
8. Krümmen Sie die Finger und massieren Sie behutsam die Druckpunkte unten und oben entlang der Augenränder. Achten Sie auch auf die richtige Balance von Kraft und Feingefühl.
9. Legen Sie die Handballen auf die geschlossenen Augen und pressen Sie diese sanft.
10. Atmen Sie einige Male entspannt und tief durch die Nase ein und aus. Achten Sie darauf, dass sich Ihre Hände dabei vollkommen entspannen.
11. Nehmen Sie die Pipette zur Hand und träufeln sie acht Tropfen Flüssigkeit in das rechte Nasenloch.

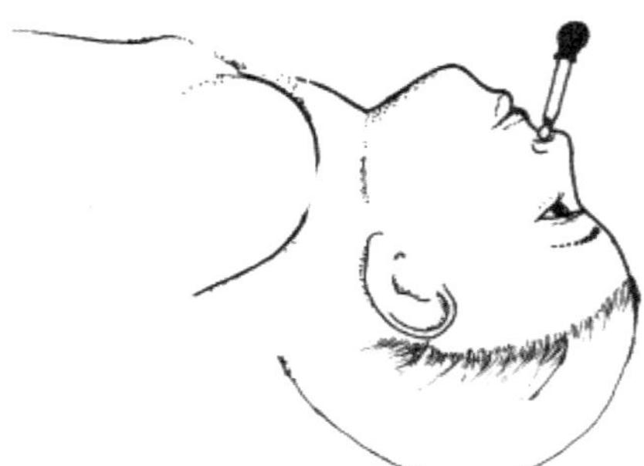

Die Selbstbehandlung mit *Nasya Karma*

12. Sie werden den Wirkstoff schlagartig ganz oben im Kopf fühlen, so als hätten Sie einen Esslöffel Meerrettich gegessen. Wahrscheinlich werden Ihnen Tränen in die Augen treten und die Nase wird ein wenig laufen. Durch diese Reaktionen zeigt der Körper Ihnen, dass er unterdrückte Emotionen freisetzt. Wenn Sie wollen, können Sie sich gleich mit dem sauberen Baumwolltuch die Augen und Nase abwischen, so als hätten Sie einen Esslöffel Meerrettich gegessen.
13. Warten Sie ein paar Minuten ruhig atmend und bewusst im Augenblick präsent. Dann träufeln Sie acht Tropfen des Wirkstoffes in das linke Nasenloch.
14. Lassen Sie sich nach Beendigung Ihres *Nasya Karma* ruhig etwas Zeit. Bleiben Sie entspannt und mit Ihrer Bewusstheit im Augenblick verweilend liegen.
15. Zum Abschluss waschen Sie sich die Hände. Dann träufeln Sie etwas unbehandeltes Sesamöl auf den kleinen Finger, führen ihn in jedes Nasenloch ein und drehen den Finger darin herum. Damit schmieren und versiegeln Sie die Nasenwände.

Allgemeine Anweisungen für Wirkstoffmischung und Augenpipette

Bereiten Sie die Ölmischung jeden Tag frisch zu. Benutzen Sie alle *Nasya*-Wirkstoffe nur am Tag der Zubereitung. Frieren Sie die Mischung auf keinen Fall ein, um sie am nächsten Tag nochmals zu verwenden. Füllen Sie die Augenpipette mit der für Ihre Behandlung angegebenen Menge Öl. Legen Sie sich auf den Rücken und führen Sie die Öffnung der Pipette nacheinander in beide Nasenlöcher ein, wobei Sie jeweils etwa die halbe Menge an Flüssigkeit in die Nase entleeren.

Sesam-/Ingweröl

Dieses Öl ist hervorragend für das tägliche *Nasya Karma* geeignet. Es wirkt kräftigend und vitalisierend und sorgt für seelisches Gleichgewicht und mentale Klarheit. Darüber hinaus wirkt es gegen Angstzustände, Dumpfheit, Gedächtnisverlust, Kopfschmerzen, Nervosität, Ohrensausen, Ohrenschmerzen, Stirnhöhlenkatarrh und Verlust des Geruchssinns.

1 Esslöffel Sesamöl
½ Stück frische Ingwerpflaume

Schälen Sie den Ingwer und raspeln Sie ihn auf einer kleinen Reibe. Erhitzen Sie anschließend das Öl in einer kleinen Pfanne aus rostfreiem Stahl. Dann gießen Sie es in eine bereitstehende Schale. Mit der geballten Faust drücken Sie den geraspelten Ingwer, bis aller Saft ins Öl getropft ist. Decken Sie die Schale zu und lassen Sie die Öl/Ingwer-Mischung etwa eine halbe Stunde ziehen. Achten Sie darauf, dass im Öl keine Reste von Pflanzenfasern oder -bröckchen zurückgeblieben sind. Füllen Sie die Augenpipette. Legen Sie sich auf den Rücken und führen das Öl nacheinander in beide Nasenlöcher ein.

Ingwer-Absud

Diese Abkochung ist hervorragend für das tägliche *Nasya Karma* geeignet. Sie wirkt kräftigend und vitalisierend und sorgt für seelisches Gleichgewicht und mentale Klarheit. Darüber hinaus hilft sie bei Angstzuständen, Besorgnis, Erkältungen, Grippe, Kopfschmerzen, Nervosität, Ruhelosigkeit, Sehschwäche und Stirnhöhlenkatarrh.

1 Teelöffel gehackter frischer Ingwer
oder
1 Teelöffel gehackte Meerrettichwurzel

4 Esslöffel Wasser

Legen Sie den gehackten Ingwer oder Meerrettich in die Mitte eines kleinen Taschentuchs aus reiner Baumwolle. Fassen Sie das Taschentuch an den Enden. Dann drücken Sie den Saft aus der gehackten Wurzel durch das Tuch in die bereitgestellte Keramikschale. Fügen Sie das Wasser hinzu. Schauen Sie genau hin, ob der Absud von Wurzelfasern oder -bröckchen frei ist. Wenn ja, können Sie ihn in die Pipette füllen und mit der Eigenbehandlung beginnen.

Die richtige Dosierung

Die hier vorgestellte Eigenbehandlung wird für einen gewissen Zeitraum als tägliche Routine empfohlen. Probieren Sie es einfach eine Woche lang aus. Dann können Sie entscheiden, ob Sie weitermachen wollen oder nicht. Sollten Sie sich für eine mehrwöchige oder sogar mehrmonatige Routine entscheiden, dann beginnen Sie am ersten Tag der ersten Woche wie oben in den Hinweisen zur Praxis beschrieben mit acht Tropfen Wirkstoff aus der Pipette pro Nasenloch. Dann erhöhen Sie jedoch jeden folgenden Tag bis zum siebten Tag die Dosis um einen Tropfen, so dass sich folgendes Schema ergibt:

Tag	Anzahl an Tropfen
1	8
2	9
3	10
4	11
5	12
6	13
7	14

Am ersten Tag der zweiten Woche beginnen Sie dann wieder mit der dafür festgelegten Menge, nämlich acht Tropfen. Dann steigern

Sie die Menge, um die dritte Woche dann erneut mit einer Menge von acht Tropfen zu beginnen, und so weiter.

Der geeignete Zeitpunkt der Eigenbehandlung

Für die hier vorgestellten Experimente mit *Nasya Karma* ist es vielleicht am besten, wenn Sie die Dinge nicht komplizieren, sondern die Sache locker angehen, und zwar zu einer Tageszeit, die in Ihren Tagesablauf passt und für Sie keine zusätzliche Belastung darstellt. Natürlich ist im Ayurveda die Behandlungszeit immer individuell abgestimmt. Häufig legt man sie anhand des Konstitutionstypus nach Kapha-, Pitta- oder Vata-Typ fest. Aber es gibt auch andere Möglichkeiten zur Festlegung des für die Behandlung geeigneten Zeitpunkts, etwa über den *Tridosha*- Puls. Je nach überwiegendem Kapha-, Pitta- oder Vata-Puls wird zum Beispiel bei einer Massage das entsprechende Öl verwandt. Solche Erwägungen sind für erste Versuche und Erfahrungen nicht unbedingt wichtig. Sollten Sie jedoch Ihren Konstitutionstypus kennen, können Sie auch Ihr *Nasya Karma* darauf abstimmen und in der für Sie geeigneten Tageszeit durchführen.

- Kapha-Typen: 8:00 bis 10:00 Uhr
- Pitta-Typen: 12:00 bis 12:30 Uhr
- Vata-Typen: 15:00 bis 16:00 Uhr

Kontraindikationen

Obwohl mühelos und leicht zu praktizieren und auch frei von fallspezifischen medizinischen Wirkstoffen, gibt es für diese einfache Form des *Nasya Karma* doch einige Kontraindikationen. Sie sollte nicht durchgeführt werden:

- bei Kindern, die jünger als 7 Jahre und alten Menschen, die älter als 80 Jahre sind

- während der Schwangerschaft und die ersten Monate nach der Entbindung
- unmittelbar nach dem Sex
- bei Fieber
- unmittelbar nach dem Baden oder Duschen
- unmittelbar nach einer Mahlzeit
- nach selbst minimalem Alkoholgenuss
- bei inneren Blutungen
- während der Menstruation
- bei chronischen Einschlafstörungen
- bei chronischem (und *nicht* vorübergehend akutem) Stirnhöhlenkatarrh

Adressen und Bezugsquellen

Im Text ist gelegentlich auf Bezugsquellen für Nasenspülkännchen hingewiesen. Ein aktuelles Verzeichnis mit Adressen von Versandhändlern finden Sie auf der Internetseite des Windpferd-Verlages unter dem Titel dieses Buches (Leserservice).

www.windpferd.de

Dort finden Sie auch die Adresse des Autoren und, soweit vorhanden, zusätzliche Informationen zum Thema „Yoga-Neti".

Literatur- und Quellenverzeichnis

Frawley, David: *Das große Handbuch des Yoga und Ayurveda.* Windpferd, Aitrang 2001

Frawley, David: *Die spirituelle Praxis des Vedanta.* Windpferd, Aitrang 2003

Gagnon, Daniel & Morningstar, Amadea. *Breathe Free – Nutritional and Herbal Care for Your Respiratory System.* Lotus Press, Twin Lakes 1990

Horan, Paula & Dorje, Narayan Chöyin: *Satsangs der Selbstbefreiung.* Windpferd, Aitrang 2003

Iyengar, B.K.S.: *Licht auf Pranayama.* O. W. Barth, Bern, München Wien 1984 f.

Patanjali: *Die Wurzeln des Yoga*; hrsg. von Bettina Bäumer. O. W. Barth, Bern, München, Wien 1976 f.

Tiwari, Maya: *Das große Ayurveda-Handbuch.* Windpferd, Neuaufl. Aitrang 2003

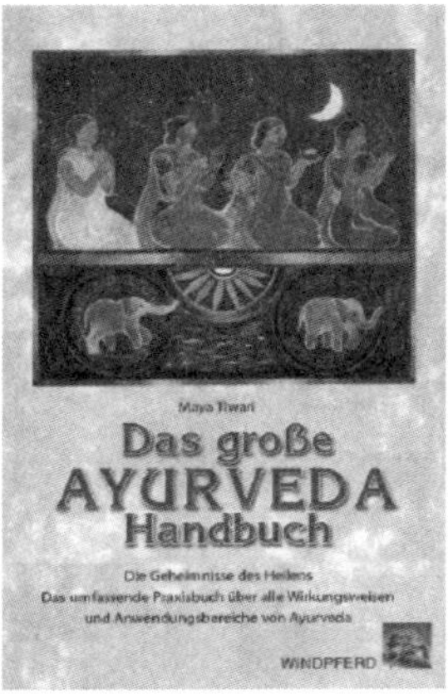

Maya Tiwari

Das große Ayurveda Handbuch

Das umfassende Praxisbuch über alle Wirkungsweisen und Anwendungsbereiche von Ayurveda

Mit 528 Seiten eines der umfassendsten Praxisbücher der ayurvedischen Naturmedizin. Das Wissen um die Kunst des Heilens ist in der spirituellen Weisheit des Ayurveda tief verwurzelt. Maya Tiwari hat Ayurveda jahrzehntelang studiert und praktiziert. In ihrem großen Handbuch erfahren wir alles über die ursprüngliche Kraft menschlicher Heilung. Sie führt uns in die uralten Geheimnisse spiritueller Praktiken, Therapien und Heilmittel, Ernährungssysteme und natürlicher Körperrhythmen ein, die – richtig angewandt – die notwendigen Erkenntnisprozesse für eine tiefgehende Heilung wachrufen. Dieses Buch ist in seiner Art die wohl umfassendste Darstellung der ursprünglichen Reinigungs- und Verjüngungstherapien, Pancha Karma.

528 Seiten · ISBN 3-89385-370-7
www.windpferd.de

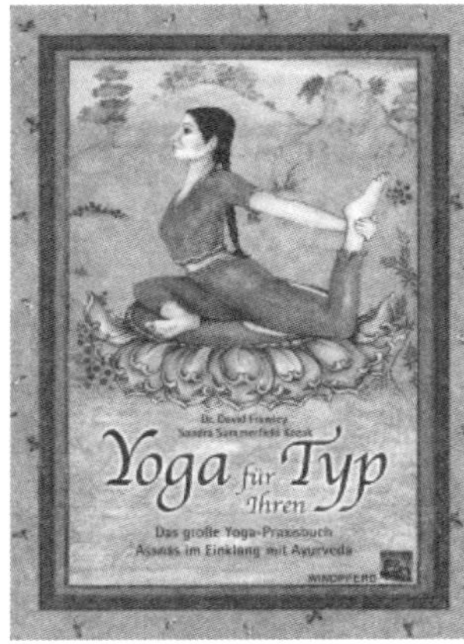

David Frawley · Sandra Summerfield-Kozak

Yoga für Ihren Typ

Das große Yoga-Praxisbuch
Asanas im Einklang mit Ayurveda

Yoga-Asanas und Ayurveda in einer gelungenen Kombination. 75 der meistgeübten Asanas und über 275 Fotos machen dieses Buch zu einem einzigartigen Kompendium, fotografiert wurden weltweit anerkannte Yoga-Lehrer

304 Seiten · ISBN 3-89385-410-X
www.windpferd.de

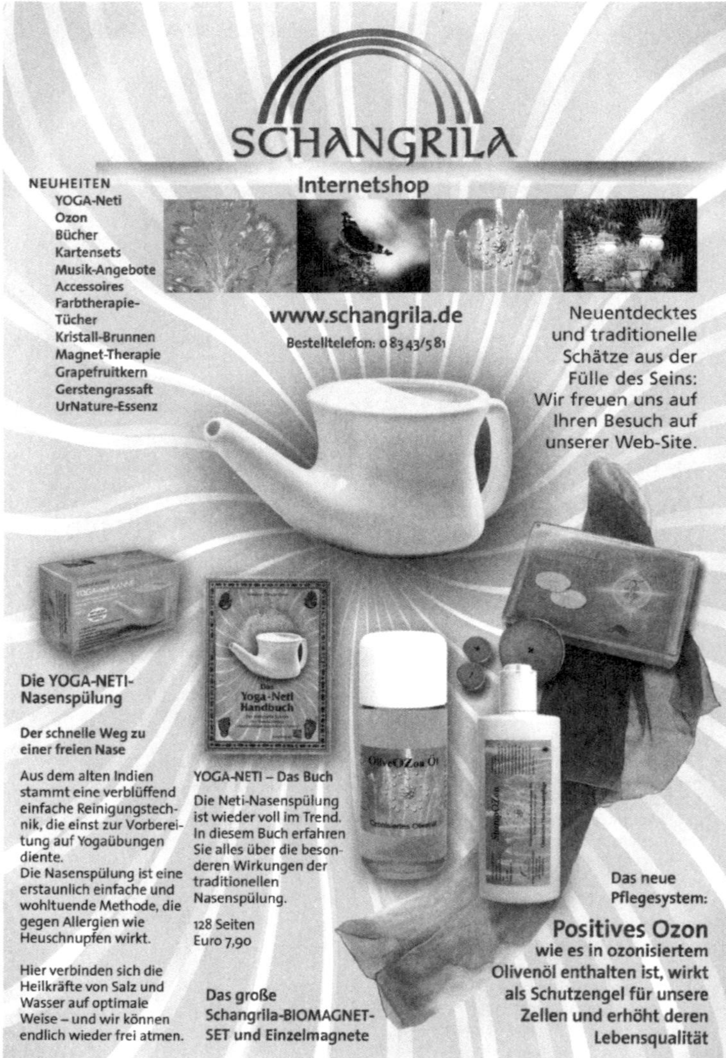
SCHANGRILA
Internetshop
NEUHEITEN
YOGA-Neti
Ozon
Bücher
Kartensets
Musik-Angebote
Accessoires
Farbtherapie-Tücher
Kristall-Brunnen
Magnet-Therapie
Grapefruitkern
Gerstengrassaft
UrNature-Essenz
www.schangrila.de
Bestelltelefon: 0 83 43/5 81
Neuentdecktes und traditionelle Schätze aus der Fülle des Seins: Wir freuen uns auf Ihren Besuch auf unserer Web-Site.
Die YOGA-NETI-Nasenspülung
Der schnelle Weg zu einer freien Nase
Aus dem alten Indien stammt eine verblüffend einfache Reinigungstechnik, die einst zur Vorbereitung auf Yogaübungen diente.
Die Nasenspülung ist eine erstaunlich einfache und wohltuende Methode, die gegen Allergien wie Heuschnupfen wirkt.
Hier verbinden sich die Heilkräfte von Salz und Wasser auf optimale Weise – und wir können endlich wieder frei atmen.
Das Yoga-Neti Handbuch
YOGA-NETI – Das Buch
Die Neti-Nasenspülung ist wieder voll im Trend. In diesem Buch erfahren Sie alles über die besonderen Wirkungen der traditionellen Nasenspülung.
128 Seiten
Euro 7,90
Das große Schangrila-BIOMAGNET-SET und Einzelmagnete
Das neue Pflegesystem:
Positives Ozon
wie es in ozonisiertem Olivenöl enthalten ist, wirkt als Schutzengel für unsere Zellen und erhöht deren Lebensqualität